异常子宫出血

中西医结合临证集萃

黄晓桃　王璐　杨雅琴　何丹娟◎主编

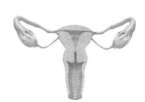

长江出版传媒　湖北科学技术出版社

图书在版编目（CIP）数据

异常子宫出血中西医结合临证集萃／黄晓桃等
主编 . —武汉：湖北科学技术出版社，2024.4
ISBN 978-7-5706-3221-3

Ⅰ . ①异…　Ⅱ . ①黄…　Ⅲ . ①子宫出血—
中西医结合疗法　Ⅳ . ① R711.52

中国国家版本馆 CIP 数据核字（2024）第 080060 号

策　　划：冯友仁　　　　　　　　　　　　责任校对：陈横宇
责任编辑：常　宁　　　　　　　　　　　　封面设计：曾雅明

出版发行：湖北科学技术出版社
地　　址：武汉市雄楚大街 268 号（湖北出版文化城 B 座 13—14 层）
电　　话：027-87679468　　　　　　　　　　邮　　编：430070

印　　刷：湖北云景数字印刷有限公司　　　　　邮　　编：430205

710×1000　　　　1/16　　　　　　　12 印张　　　　242 千字
2024 年 4 月第 1 版　　　　　　　　2024 年 4 月第 1 次印刷
定　　价：60.00 元

编 委 会

前　　言

异常子宫出血为妇科临床常见疾病,在女性初潮后至绝经前的各个年龄阶段均可发病,但处理的原则和目标却并不相同,如何更好地理解和治疗本病是每位妇科医生都需掌握的。为更好地指导临床,本书从中西二维的角度全面解析异常子宫出血,中西医内容相互融合补充,详细阐释了月经的生理,异常子宫出血的相关术语、分类、诊断、治疗等。西医方面,以国际及国内最新相关指南为依据,重点讲解了常用激素药物的种类、特点及应用原则,左炔诺孕酮宫内缓释系统非避孕的临床应用;全面梳理了国际妇产科联盟(International Federation of Gynecology and Obstetrics,FIGO)制订的 PALM-COEIN 的九大类异常子宫出血的诊治流程并附有真实的临床案例。中医方面,总结了不同类型异常子宫出血的病因病机、诊治要点以及辨证经验,并通过典型医案分析立法思维及用药思路,强调审因论治,重视因人因时而异的个性化治疗,注重对整体功能的调节,达到预防复发的目的。中西医结合治疗异常子宫出血可充分发挥各自优势,取长补短,提高临床疗效,为妇科临床医生及医学生提供参考。

本书的出版得到了湖北省妇幼保健院领导和湖北科学技术出版社的大力支持与帮助,同时本书是湖北省妇幼保健院中西医结合科全体同仁共同努力和辛勤付出的成果,在此一并表示感谢! 由于篇幅所限,加上编撰时间仓促,书中难免出现疏漏,望读者不吝指正。

目　　录

第一章　月经生理

月经是有规律的周期性的胞宫出血，每月 1 次，如期而至，经常不变，因而被称为月经。古时也称为月水、月事、月信、月候、月汛等。健康女性一般在 14 岁左右月经开始来潮。月经第一次来潮称为初潮。一般到 50 岁左右月经自行闭止，称为绝经或断经。月经从初潮到绝经，除孕期和哺乳期外，月经都是有节律地按时来潮。正常月经是女子发育成熟的标志之一。

正常月经周期可从月经来潮的第 1 天算起，至下次月经的第 1 天，2 次月经间隔时间为 1 个周期，一般为 28～30 天。个人体质有差异性，月经提前或推后 1 周之内来潮属正常，可不做疾病论。经期指每次行经持续时间，正常者为 3～7 天，多数为 4～5 天。经量指行经时期排出的血量，一般行经总量为 50～80mL。经色指月经的颜色，正常者多为暗红色或鲜红色。受经量的影响，月经开始时的颜色较淡或暗，继而逐渐加深，色鲜红或暗红，行经末期转变为淡红色或咖啡色。经质指经血的质地，正常经血应不稀不稠、不凝结、无血块、无异味。个人体质有差异性，经期前后有些女性无不适感觉，而部分女性可能出现轻微的腰酸、胸闷、乳胀、小腹胀或情绪烦躁等，也属正常。

受地区、气候、年龄、体质、生活环境、文化等影响，月经周期、经期、经量等有时会有所改变，在不同女性身上呈现差异。应当根据月经不调之久暂、轻重、有无症状而细细辨之，不可作常论，贻误调治良机。

此外，根据古医籍，月经惯常二月一至的，称为并月；三月一至的，称为居经或季经；一年一行的，称为避年；终生不行经而能受孕的，称为暗经。还有受孕之初，按月行经，经量少，而无损于胎儿的，称为激经、盛胎、垢胎。《脉经》《诸病源候论》《本草纲目》等书均认为避年、居经、并月都是异常病态，属于疾病范畴。而《医宗金鉴》认为这一类异常月经有一定的规律性，无明显的全身症状，不影响生育，应列为正常月经的一类特殊情况，暂不列入病理范畴而论。

第一节　女性生殖系统结构

(一)外生殖器

1.阴蒂

阴蒂是一个勃起结构，与男性阴茎为同源器官，位于唇前连合的下后方。阴蒂内有 2 个阴蒂海绵体。阴蒂海绵体可分为阴蒂脚、阴蒂体和阴蒂头三部分。阴蒂脚呈圆柱形,附着于坐骨支和耻骨下支,表面覆以坐骨海绵体肌。在耻骨联合下缘附近,两侧阴蒂脚相连构成阴蒂体。2 个阴蒂体之间有不完整的海绵体中隔(又名梳状隔)将它们隔开。阴蒂体折转向前下方,其游离端即为阴蒂头。阴蒂头为圆形的小结节,直径为 6~8mm,被阴蒂包皮包绕。阴蒂头与阴蒂包皮之间的阴蒂沟内常有阴蒂垢。阴蒂头下面以阴蒂系带连于小阴唇。阴蒂海绵体外面包以折膜,白膜的外面包有阴蒂筋膜。阴蒂体背侧与耻骨联合之间有浅、深 2 条结缔组织索。浅索为阴蒂系韧带,深索为阴蒂悬韧带。阴蒂海绵体可因充血而勃起,阴蒂头的神经末梢丰富,具有高度敏感性,易受刺激而勃起,是性反应的重要结构。

2.阴阜

阴阜是位于耻骨联合前方的皮肤隆起,皮下脂肪较多。性成熟期以后,生有阴毛。阴阜是阴毛下的柔软多肉组织,可以保护女性内生殖器。

3.阴蒂包皮

阴蒂包皮可以保护阴蒂,在 2 片小阴唇的上方接合处形成。

4.大阴唇

大阴唇为外阴两侧、靠近两股内侧的一对纵行长圆形隆起的皮肤皱襞,是柔软丰厚的皮肤组织,包含腺体和少量阴毛,发生学上与男性阴囊相当。前连阴阜,后连会阴。大阴唇由阴阜起向下向后伸展开来,前面左、右大阴唇联合成为前联合,后面的两端会合成为后联合。未婚妇女两侧的大阴唇自然合拢,遮盖阴道口及尿道口。经产妇的大阴唇由于分娩影响而向两侧分开。

5.小阴唇

小阴唇是一对柔软且薄的皮肤皱襞,在大阴唇的内侧,表面湿润光滑,无毛。左右小阴唇的前端相互联合,其上方的皮褶称为阴蒂包皮,下方的皮褶称为阴蒂系带,阴蒂就在它们的中间。左右小阴唇的后端在阴道口底下会合,形成阴唇系带。小阴唇黏膜下有丰富的神经分布,故感觉敏锐。

6.前庭

左右小阴唇围的菱形区称为前庭,表面有黏膜遮盖,近似一三角形,三角形的尖端是阴蒂,底边是阴唇系带,两边是小阴唇。尿道开口在前庭上部。阴道开口在前庭下部。此区域内还有尿道旁腺、前庭球和前庭大腺。

7.前庭球

前庭球系一对海绵体组织,又称球海绵体,相当于男性的尿道海绵体,有勃起性,呈 U 形,分为中间部和 2 个外侧部,位于阴道口两侧。外侧部较大,前端细小,与阴蒂静脉相连,后端钝圆,接前庭大腺,表面为球海绵体肌所覆盖。中间部连接两外侧部前端,位于尿道外口与阴蒂之间的皮下。受伤后易出血。

8.前庭大腺

前庭大腺又称巴氏腺,位于阴道下端,大阴唇后部,也为球海绵体肌所覆盖,位于前庭球外侧部的后方。它与男性尿道腺相当,两侧均为小蚕豆大的腺体。它的腺管很狭窄,为1.5~2cm,开口于小阴唇下端内侧的阴道前庭,分泌物起润滑阴道的作用。

9.尿道口

尿道口介于耻骨联合下缘及阴道口之间,为一不规则的椭圆小孔,小便由此流出。其后壁有一对腺体,称为尿道旁腺,开口于尿道后壁,常为细菌潜伏之处。

10.阴道口

阴道口是阴道对外的出口,是排出经血和阴道分泌物的位置,也是生产时胎儿头部露出的地方。

11.处女膜

阴道口由一个不完全封闭的黏膜遮盖,这个黏膜叫作处女膜。处女膜中间有一孔,经血即由此流出。处女膜孔的大小及膜的厚薄因人而异。处女膜破后,黏膜呈小圆球状,称为处女膜痕。

12.会阴

会阴是阴道口和肛门间的薄膜部分,分娩时会产生非常大的延展,能让胎儿头部顺利露出阴道口。

(二)内生殖器

1.阴道

阴道是性交器官,也是经血排出及胎儿娩出的通道,位于真骨盆下部中央,为一上宽下窄的管道,前壁长为7~9cm,与膀胱和尿道相邻;后壁长为10~12cm,与直肠贴近。上端包绕子宫颈阴道部,下端开口于阴道前庭后部。子宫颈与阴道间的圆周状隐窝,称为阴道穹隆。按其位置分为前、后、左、右四部分,其中后穹隆最深,与盆腔最低的直肠子宫陷凹紧密相邻,临床上可经此穿刺引流或作为手术入路。阴道壁自内向外由黏膜、肌层和纤维组织膜构成。黏膜层为非角化复层鳞状上皮覆盖,无腺体,淡红色,有许多横行皱襞,有较大延展性,阴道上端1/3处黏膜受性激素影响有周期性变化。肌层由内环和外纵两层平滑肌构成。纤维组织膜与肌层紧密粘贴。阴道壁富有静脉丛,损伤后易出血或形成血肿。

2.子宫

子宫是孕育胚胎、胎儿和产生月经的器官。子宫是有腔、壁厚的肌性器官,呈前后略扁的倒置梨形,重为50~70g,长为7~8cm,宽为4~5cm,厚为2~3cm,容量约为 5mL。子宫分为子宫体和子宫颈两部分。子宫体较宽,位于子宫上部,顶部称为子宫底,宫底两侧称为子宫角。子宫体与子宫颈的比例因年龄和卵巢功能而异,青春期前为 1:2,生育期为 2:1,绝经后为 1:1。子宫腔为上宽下窄的三角形,两侧通输卵管,尖端朝下,接子宫颈管。子宫体与子宫颈之间形成的最狭窄部分称为子宫峡部,在非孕期长约 1cm,其上端因解剖上狭窄称为解剖学内口,其下端因子宫内膜在此处转变为子宫颈黏膜,称为组织学内口。妊娠期子宫峡部逐渐延展变长,妊娠末期可达 7~10cm,形成子宫下段,成为软产道的一部分,也是剖宫产术常用切口部位。子宫颈内腔呈梭形,称为子宫颈管,成年女性长为 2.5~3.0cm,其下端称为子宫颈外口,通向阴道。子宫颈以阴道为界,分为上下两部,上部占子宫颈的 2/3,两侧与子宫主韧带相连,称为子宫颈阴道上部;下部占子宫颈的 1/3,伸入阴道内,称为子宫颈阴道部。未产妇的子宫颈外口呈圆形;经产妇受阴道分娩影响形成横裂,将子宫颈分为前唇和后唇。

3. 输卵管

输卵管为一对细长而弯曲的肌性管道,为卵子与精子结合的场所及运送受精卵的通道。输卵管位于子宫阔韧带上缘内,内侧与子宫角相通,外端游离呈伞状,与卵巢相近,全长为 8~14cm。根据输卵管的形态,由内向外分为 4 个部分。①间质部:潜行于子宫壁内的部分,长约 1cm,管腔最窄。②峡部:在间质部外侧,细而较直,管腔较窄,长为 2~3cm。③壶腹部:在峡部外侧,壁薄,管腔宽大且弯曲,长为 5~8cm,内含丰富皱襞,受精常发生于此。④伞部:在输卵管最外端,长为 1~1.5cm,开口于腹腔,管口处有许多指状突起,有拾卵作用。输卵管壁由 3 层构成:外层为浆膜层,为腹膜的一部分;中层为平滑肌层,该层肌肉的收缩有协助拾卵、运送受精卵及一定程度地阻止经血逆流和宫腔内感染向腹腔内扩散的作用;内层为黏膜层,为单层高柱状上皮覆盖。上皮细胞分为纤毛细胞、无纤毛细胞、楔状细胞和未分化细胞四种。纤毛细胞的纤毛摆动能协助运送受精卵;无纤毛细胞有分泌作用,又称作分泌细胞;楔形细胞可能是无纤毛细胞的前身;未分化细胞又称为游走细胞,是上皮的储备细胞。输卵管肌肉的收缩和黏膜上皮细胞的形态、分泌及纤毛摆动,均受性激素的影响而有周期性变化。

4. 卵巢

卵巢为一对扁椭圆形的性腺,是产生与排出卵子,并分泌激素的性器官。卵巢借由外侧的卵巢悬韧带和内侧的卵巢固有韧带悬于盆壁与子宫之间,借卵巢系膜与子宫阔韧带相连。卵巢前缘中部有卵巢门,神经、血管通过卵巢悬韧带经卵巢系膜在此出入卵巢。卵巢后缘游离。卵巢的大小、形状随年龄大小而有差异。卵巢表面无腹膜,为单层立方上皮覆盖,称为生发上皮。上皮的深面有一层致密纤维组织,称为卵巢白膜。再往内为卵巢实质,又分为外层的皮质和内层的髓质。皮质是卵巢的主体,由大小不等的各级发育卵泡、黄体、黄体退化形成的残余结构及间质组织构成。髓质与卵巢门相连,由疏松结缔组织和丰富的血管、神经、淋巴管以及少量与卵巢韧带相延续的平滑肌纤维构成。

第二节 下丘脑、垂体、卵巢的神经内分泌调节

月经周期的调节主要涉及下丘脑、垂体和卵巢。下丘脑分泌促性腺激素释放激素,调节垂体释放促性腺激素,调控卵巢功能。卵巢分泌性激素,对下丘脑、垂体有反馈调节作用。下丘脑、垂体与卵巢相互调节、相互影响,形成完整、协调的神经内分泌系统,称为下丘脑－垂体－卵巢性腺轴。下丘脑－垂体－卵巢性腺轴的调节属于神经内分泌调节。

(一)下丘脑的神经内分泌功能

下丘脑为中枢神经系统的一部分,它位于第三脑室下部及其两侧。它具有调节功能的部位虽面积不大但结构复杂,有许多神经元和神经核形成的调节中心,具有多个功能,其中弓状核所占面积虽仅为 $2cm^2$,但它是生殖功能和许多代谢功能的调节中枢。

下丘脑通过多种肽类物质调节包括生殖功能在内的全身内分泌功能。这种肽类物质中结构明确者称为激素,结构尚未确定者暂称为因子。下丘脑的调节方式有 2 种:①促进效应细胞合成激素(如促性腺激素释放激素、促生长激素释放激素、促甲状腺激素释放激素、促肾上腺皮质激素释放激素等)并将激素释放入血液循环;②通过生长激素释放抑制激素、催乳素释放抑制因子等抑制效应细胞过量合成活动,进行调节。

1.促性腺激素释放激素

促性腺激素释放激素(gonadotropin-releasing hormone,GnRH)为一种 10 肽激素,它的 10 个氨基酸呈 U 形排列,一端为焦谷氨酸,另一端为 NH_2。GnRH 主要作用于垂体的促性腺激素分泌细胞,促进其合成更多的促性腺激素,同时 GnRH 促进这些效应细胞产生更多的 GnRH 受体,从而增强其作用。

2.催乳素释放抑制因子

催乳素释放抑制因子(prolactin release inhibiting factor,PRIF)对垂体分泌催乳素进行抑制调节,间接影响生殖功能。

(二)垂体的神经内分泌功能

在颅底的蝶骨凹陷内由 2 种性质完全不同的组织,即腺垂体和神经垂体构成的腺体称为垂体。腺垂体位于垂体窝前方,亦称垂体前叶。胚胎期,咽颊部组织延伸至此,后渐与原组织分离,形成能分泌激素的内分泌器官。垂体前叶中有许多分泌不同激素的细胞群,如分泌促性腺激素、催乳素、生长激素、促肾上腺激素、促甲

状腺激素的细胞群等。

神经垂体位于垂体窝中、腺垂体的后方，为下丘脑的神经组织延伸至此形成的，又称为垂体后叶。神经垂体分泌的激素与腺垂体分泌的激素不同。

垂体的生殖调节激素主要为促性腺激素，包括促卵泡激素（follicle stimulating hormone，FSH）和黄体生成素（luteinizing hormone，LH），另外还有催乳素（prolactin，PRL）。

1.促性腺激素

促卵泡激素（FSH）和黄体生成素（LH）为同种细胞所分泌的，两者均为糖蛋白激素。GnRH 既调节促性腺激素（FSH、LH）的合成，同时也调节已合成的激素进入血液循环。

（1）促卵泡激素：主要促进卵泡的生长发育，有利于生殖细胞即卵细胞的成熟。始基卵泡发育时，周围的间质细胞分化形成内外两层泡膜细胞，始基卵泡内的颗粒细胞进行核内蛋白质复制并迅速增殖。FSH 还能促进新细胞合成 FSH 受体，从而增强 FSH 对卵泡生长发育的作用。FSH 还能使颗粒细胞内的芳香化酶活化，使雄激素转化为雌激素。

（2）黄体生成素：在卵泡发育早期，间质细胞膜及内泡膜细胞膜上出现 LH 受体，LH 与之结合后启动细胞内一系列酶活动，合成雄激素（以雄烯二醇、雄烯二酮为主）。在卵泡发育后期，颗粒细胞也产生 LH 受体，而且受体量迅速增多。LH 的作用是使颗粒细胞黄素化并分泌黄体酮。

2.催乳素

具有正常活性的催乳素（PRL）相对分子质量约为 22000。而垂体内和外周血中可以找到几种相对分子质量大小不一、免疫功能各异的 PRL，有的相对分子质量达 50000，甚至 100000。这可能是包含小分子的双联体或三联体，称为大催乳素或大大催乳素。这种大分子的激素往往无活性，但有时可能分解成小分子激素，如临床上虽见女性呈高催乳素血症症状，但是月经规律且生殖功能并未受明显影响。

（1）PRL 分泌的调节：在正常情况下，上午 9－11 时血 PRL 含量逐渐下降，达低谷，下午开始上升，晚上又逐步上升。临床上常于中午进食含蛋白质的午餐后以及突发的应激情况下，血 PRL 含量显著升高。

（2）PRL 的作用：在卵泡发育的早期，卵泡内 PRL 含量偏高，无明显的黄体酮分泌；排卵期 PRL 含量逐渐下降；排卵后降至接近外周血水平。如果月经后期卵泡内 PRL 含量偏高，则将影响黄体酮的合成。此外，PRL 有促进肾上腺合成雄激素的作用，同时 PRL 使肝脏合成的性激素结合球蛋白减少。

（三）卵巢的神经内分泌功能

卵巢位于下腹部，与下丘脑及垂体无直接的解剖联系，而是通过血液循环传递的激素与下丘脑、垂体相互调节。卵巢分泌的激素经体循环抵达全身各效应组织。

1. 雌激素

雌激素由2种细胞联合分泌。卵巢的内泡膜细胞在 LH 的作用下将胆固醇转化为雄激素,大部分雄激素逸出细胞膜,经卵泡的基膜进入卵泡内的颗粒细胞。颗粒细胞内芳香化酶受 FSH 的作用而活化,将进入的雄激素转化为雌激素。卵巢分泌的雌激素主要为雌二醇与雌酮,前者主要由睾酮转化,后者多由雄烯二酮转化,这两种雌激素还可以互相转化,雌三醇为其代谢产物。雌激素中以雌二醇功能最强,雌酮次之,雌三醇最弱。在卵泡局部,雌激素协同 FSH 促进内泡膜细胞和颗粒细胞合成促性腺激素(LH 与 FSH)、雌激素和孕酮的受体,以保障卵泡的发育与激素的合成。雌激素能促进血液循环,同时促进其效应组织如子宫内膜、阴道等蛋白合成加速,导致这些组织增生、肥厚。子宫颈管腺上皮细胞在雌激素作用下分泌黏液。排卵时雌激素水平高,黏液量多、稀薄,有利于精子穿透。雌激素还影响全身脂代谢和骨代谢,亦影响心血管系统的功能和骨骼支撑力。

2. 孕激素

孕激素由孕烯醇酮转化而来。孕激素在排卵期开始使子宫颈管分泌的黏液变稠厚,堵住宫颈口,防止外来异物进入宫腔干扰受精、胚胎着床,同时使子宫内膜在雌激素作用的基础上产生糖原,营养胚胎。它还抑制子宫的自发收缩,保护胚胎的生长。孕激素能抑制雌激素效应,促进合成雌激素受体和本身的受体,并有抑制促性腺激素分泌的作用。当雌激素水平较高时,少量孕激素就可调节垂体对 GnRH 的反应性,有利于 LH、FSH 排卵前的峰式分泌。孕激素还有使体温升高的作用。

(四)下丘脑—垂体—卵巢性腺轴的神经内分泌调节

下丘脑在中枢神经系统控制下,感到兴奋即产生 GnRH,通过丘脑下部与垂体之间的门脉系统进入垂体前叶,使之分泌 FSH 和少量 LH。这些垂体激素使卵巢内的卵泡发育成长。随着卵泡的逐渐成熟,分泌的雌激素愈来愈多,促使子宫内膜增生,同时对下丘脑和垂体产生负反馈作用,使 FSH 的分泌减少,LH 的分泌增加。排卵前 LH 分泌明显增多,卵泡生长迅速,终于破裂释放出成熟的卵子,即排卵。排卵后 LH 水平急剧下降,而后 LH 和 FSH 协同作用,使破裂的卵泡形成黄体,其中粒层细胞及卵泡细胞分泌雌激素、孕激素,并随着黄体发育产生愈来愈多的孕激素,使增生的子宫内膜转入分泌期或月经前期。在黄体期孕激素与雌激素达到一定浓度时,将协同对下丘脑及垂体产生负反馈作用。排出的卵子如未受精,黄体就退化,孕激素及雌激素的分泌随之减少,导致子宫内膜的退化、坏死、剥脱、出血,从而月经来潮。下丘脑、垂体因孕激素及雌激素浓度的下降而不再受抑制,于是生殖周期重新开始。

第三节　卵巢周期

（一）卵巢的功能

卵巢为女性的性腺，其主要功能为产生卵子、排卵和分泌女性激素，前两者属于卵巢的生殖功能，后一种属于内分泌功能。

（二）卵巢的周期性变化

卵泡自胚胎形成后即进入自主发育和闭锁的轨道，此过程不依赖促性腺激素，其机制尚不清楚。胚胎 6～8 周时，原始生殖细胞不断进行有丝分裂，细胞数增多，体积增大，称为卵原细胞，约 60 万个。自胚胎 11～12 周开始卵原细胞进入第一次减数分裂，并静止于前期双线期，称为初级卵母细胞。胚胎 16～20 周时生殖细胞数目达到高峰，两侧卵巢共含 600 万～700 万个细胞（卵原细胞占 1/3，初级卵母细胞占 2/3）。胚胎 16 周至出生后 6 个月，单层梭形前颗粒细胞围绕着停留于减数分裂双线期的初级卵母细胞形成始基卵泡，这是女性的基本生殖单位，也是卵细胞储备的唯一形式。胎儿期的卵泡不断闭锁，出生时约剩 200 万个。儿童期多数卵泡退化，至青春期只剩下约 30 万个。从青春期开始到绝经前，卵巢在形态和功能上发生周期性变化，称为卵巢周期。

1. 卵泡发育和成熟

进入青春期后，卵泡由自主发育推进至发育成熟的过程依赖促性腺激素的刺激。每个月发育一批（3～11 个）卵泡，经过募集、选择，一般只有 1 个优势卵泡可完全成熟，并排出卵子。其余的卵泡发育到一定程度后通过细胞凋亡机制自行退化，称为卵泡闭锁。女性一生中一般只有 400～500 个卵泡发育成熟并排卵，仅占总数的 0.1% 左右。卵泡的发育始于始基卵泡到初级卵泡的转化，始基卵泡可以在卵巢内处于休眠状态数十年。始基卵泡发育远在月经周期开始之前，从始基卵泡至形成窦前卵泡需 9 个月以上的时间。从窦前卵泡发育到成熟卵泡经历持续生长期（1～4 级卵泡）和指数生长期（5～8 级卵泡），共需 85 天。实际上跨越了 3 个月经周期。一般卵泡生长的最后阶段正常情况下约需 15 天，是月经周期的卵泡期。

根据卵泡的形态、大小、生长速度和组织学特征，可将其生长过程分为以下几个阶段。

（1）始基卵泡：单层梭形前颗粒细胞围绕停留于减数分裂双线期的初级卵母细胞形成始基卵泡。

（2）窦前卵泡：始基卵泡的单层梭形前颗粒细胞分化为单层立方形细胞之后成为初级卵泡。与此同时，颗粒细胞合成和分泌糖胺聚糖，在卵子周围形成一透明环形区,称为透明带。颗粒细胞的胞膜突起可穿过透明带与卵子的胞膜形成缝隙连接,这些胞膜的接触为卵子的信息传递和营养运输提供了一条通道。最后初级卵泡颗粒细胞的增殖使细胞的层数增至 6～8 层(600 个细胞以下),卵泡增大,形成次级卵泡。颗粒细胞内出现促卵泡激素(FSH)、雌激素和雄激素的受体,具备了对上述激素的反应性。卵泡基底膜附近的梭形细胞形成两层卵泡膜,即卵泡内膜和卵泡外膜。卵泡内膜细胞出现黄体生成素(LH)受体,具备了合成甾体激素的能力。

(3)窦卵泡:在雌激素和 FSH 的协同作用下,颗粒细胞间积聚的卵泡液增加,最后融合形成卵泡腔,卵泡增大,直径达 $500\mu m$,称为窦卵泡。窦卵泡发育的后期,相当于前一卵巢周期的黄体晚期及本卵巢周期的卵泡早期,血清 FSH 水平及其生物活性增高,超过一定阈值后,卵巢内有一组窦卵泡群进入了"生长发育轨道",这种现象称为募集。约在月经周期第 7 天,在被募集的发育卵泡群中,FSH 阈值最低的一个卵泡优先发育为优势卵泡,其余的卵泡逐渐退化闭锁,这个现象称为选择。月经周期第 11～13 天,优势卵泡增大至 18mm 左右,分泌雌激素增多。不仅如此,在 FSH 刺激下,颗粒细胞内出现了 LH 受体及 PRL 受体,具备了对 LH、PRL 的反应性。此时便形成了排卵前卵泡。

(4)排卵前卵泡:在卵泡发育的最后阶段,是成熟卵泡。卵泡液急剧增加,卵泡腔增大,卵泡体积显著增大,直径可达 18～23mm,卵泡向卵巢表面突出,其结构从外到内依次为:

卵泡外膜:致密的卵巢间质组织,与卵巢间质无明显界限。

卵泡内膜:细胞呈多边形,较颗粒细胞大。此层含丰富血管。

颗粒细胞:细胞呈立方形,细胞间无血管存在,营养来自外周的卵泡内膜。

卵泡腔:腔内充满大量清澈的卵泡液和雌激素。

卵丘:呈丘状,突出于卵泡腔,卵细胞深藏其中。

放射冠:直接围绕卵细胞的一层颗粒细胞,呈放射状排列。

透明带:在放射冠与卵细胞之间有一层很薄的透明膜,称为透明带。

2.排卵

卵细胞和它周围的卵丘、放射冠等结构一起从卵巢排出的过程称为排卵。排卵过程包括卵母细胞完成第一次减数分裂、卵泡壁胶原层的分解及小孔形成后卵子的排出活动。排卵前,成熟卵泡分泌的雌二醇在循环中达到对下丘脑起正反馈调节作用的峰值($\geqslant 200pg/mL$),促使下丘脑大量释放 GnRH,继而引起垂体释放促性腺激素,出现 LH 峰。LH 峰是即将排卵的可靠指标,出现于卵泡破裂前 36 小时。LH 峰使初级卵母细胞完成第一次减数分裂,排出第一极体,成熟为次级卵母细胞。在 LH 峰作用下排卵前卵泡黄素化,产生少量孕酮。LH 峰与孕酮协同作用,增强卵泡液内蛋白溶酶活性,使卵泡壁隆起尖端部分的胶原被消化,形成小孔,称为排卵孔。排卵前卵泡液中前列腺素显著增加,排卵时达高峰。前列腺素可促进卵泡壁释放蛋白溶酶,也促使卵巢内平滑肌收缩,有助于排卵。排卵时随卵细胞同时排出的还有透明带、放射冠及小部分卵丘内的颗粒细胞。排卵多发生在下次月经来潮前14天左右。卵子可由两侧卵巢轮流排出,也可由一侧卵巢连续排出。卵子排出后,经输卵管伞部捡拾、输卵管壁蠕动以及输卵管黏膜纤毛活动等协同作用,在输卵管内向子宫方向移动。

3. 黄体形成及退化

排卵后卵泡液流出,卵泡腔内压下降,卵泡壁塌陷,形成许多皱襞,卵泡壁的卵泡颗粒细胞和卵泡内膜细胞向内侵入,被卵泡外膜包围,共同形成黄体。卵泡颗粒细胞和卵泡内膜细胞在 LH 峰的作用下进一步黄素化,分别形成颗粒黄体细胞及卵泡膜黄体细胞。2 种黄体细胞内都含有胡萝卜素,该色素含量多少决定黄体颜色的深浅。黄体的直径由原来的 $12\sim14\mu m$ 增大到 $35\sim50\mu m$。在血管内皮生长因子作用下颗粒细胞血管化,孕酮由此进入体循环。排卵后第 8 天(相当于月经周期第 22 天左右),黄体体积和功能达到高峰,直径为 $1\sim2cm$,外观呈黄色。正常黄体功能的建立需要理想的排卵前卵泡发育,特别是 FSH 刺激以及一定水平的 LH 维持。

若排出的卵子受精,黄体在胚胎滋养细胞分泌的人绒毛膜促性腺激素(human chorionic gonadotropin,HCG)作用下增大,转变为妊娠黄体,至妊娠 3 个月末才退化。此后胎盘形成并分泌甾体激素来维持妊娠。

若卵子未受精,黄体在排卵后第 $9\sim10$ 天开始退化,黄体功能限于 14 天,其机制尚未完全明确,其作用由卵巢局部前列腺素和内皮素介导。黄体退化时逐渐萎缩变小,周围的结缔组织及成纤维细胞侵入黄体,逐渐被结缔组织代替,组织纤维化,外观呈白色,称为白体。黄体衰退后月经来潮,卵巢中又有新的卵泡发育,开始新的周期。

第四节　中医学论月经产生机制

(一) 月经产生机制

月经产生机制是中医关于妇女生理方面的重要理论。在了解女性胞宫、冲任督带与胞宫的关系、脏腑与胞宫的关系、天癸等理论基础上,结合《素问·上古天真论》中关于月经的记载,可以明确月经产生的主要过程及"肾气—天癸—冲任—胞宫"的作用机制。

1. 肾气盛

肾藏精,主生殖。女子到了 14 岁左右,肾气盛,则先天之精化生的天癸在后天水谷之精的充养下成熟,同时通过天癸的作用,出现月经。所以在月经产生中,肾气盛是起主导作用和决定作用的。

2.天癸至

天癸至则月事以时下,天癸竭,则地道不通。这说明天癸是促成月经产生的重要物质。天癸至是天癸自肾下达于冲任,并对冲任发挥重要生理作用。

3.任通冲盛

"任脉通,太冲脉盛"。这是月经产生的又一重要环节,也是中心环节。"任脉通"是指天癸达于任脉,任脉在天癸的作用下,所司精、血、津、液旺盛充沛。王冰说:"肾脉与冲脉并下行,循足,合而盛大,故曰太冲。"说明肾中元阴之气天癸通并于冲脉为"太冲脉"。冲脉盛是指冲脉承受诸经之经血,血多而旺盛。《景岳全书》说:"经本阴血,何脏无之?惟脏腑之血皆归冲脉,而冲为五脏六腑之血海,故经言太冲脉盛,则月事以时下,此可见冲脉为月经之本也。"因此"太冲脉盛"即天癸通于冲脉,冲脉在天癸的作用下,广聚脏腑之血,使血海盛满。

由于天癸的作用,任脉所司精、血、津、液充沛,冲脉广聚脏腑之血而血盛。冲任二脉相资,血海按时满盈,则月事以时下。血海虽专指冲脉,然冲任二脉同起于胞中又会于咽喉,这里应理解为泛指冲任。

4.血溢胞宫,月经来潮

月经产生是由于血海满盈、满而自溢,因此血溢胞宫,月经来潮。

5.与月经产生机制有关的因素

以下因素如督带二脉、气血和脏腑参与了月经产生的生理活动。

(1)督脉调节,带脉约束。肾脉通过冲、任、督、带四脉与胞宫联系,同时冲、任、督、带四脉是相通的。肾所化生的天癸能够作用于冲任,同样可以作用于督带。即在天癸的作用下,督带二脉调节和约束冲任及胞宫的功能,使月经按时来潮。因此,督脉调节和带脉约束应该是调节月经周期的重要因素。

(2)气血是化生月经的基本物质。气血充盛,血海按时满盈,才能经事如期。月经的成分主要是血,而血的统摄和运行有赖于气的调节,同时气又要靠血的营养。输注和蓄存于冲任的气血,在天癸的作用下化为经血。因此在月经产生机制上,气血是最基本的物质。

(3)脏腑为气血之源。气血来源于脏腑。在经络上,五脏六腑、十二经脉与冲、任、督、带相连,并借冲、任、督、带四脉与胞宫相通。在功能上,脏腑之中心主血;肝藏血;脾统血,胃主受纳腐熟,与脾同为生化之源;肾藏精,精化血;肺主一身之气,朝百脉而输布精微。故五脏安和,气血调畅,则血海按时满盈,经事如期。可见脏腑在月经产生机制上有重要作用。

综上所述,在"肾气—天癸—冲任—胞宫"这一月经产生过程中,肾气化生天癸为主导;天癸是元阴的物质,表现出化生月经的动力作用;冲任受督带的调节和约束,受脏腑气血的资助,在天癸的作用下,广聚脏腑之血,血海按时满盈,满溢于胞宫,化为经血,使月经按时来潮。

(二)月经产生机制的临床意义

(1)从"肾气—天癸—冲任—胞宫"的体系中可以看出,肾气在女性生理活动中起主导作用,且具有特殊地位。所以在治疗妇科疾病时,肾气是时刻要考虑的因素。如月经不调、崩漏、经闭、痛经、胎动不安、滑胎、不孕等多因肾气虚损所致,因此补益肾气是治疗的关键,且常收到较好的效果。所以补肾是妇科疾病的重要治疗原则。

(2)气血参与月经产生,是冲任经脉维持胞宫正常生理活动的基本物质。因此,无论何种原因导致气血失调,如气血虚弱、气滞血瘀、气郁、气虚、血热、血寒等,都能直接影响冲任的功能,导致胞宫发生经、带、胎、产诸病,所以气血失调为妇科疾病的重要病机。因而调理气血在妇科疾病治疗中有重要地位,为又一治疗原则。

(3)脏腑化生气血与冲任经脉有密切的经络联系,参与月经产生,因此,致病因素导致脏腑功能失常也会影响冲任功能而使胞宫发生经、带、胎、产诸病,所以脏腑功能失常为妇科疾病的又一重要病机,其中肾、肝、脾、胃与冲任在经络、功能上关系最为密切。肝主疏泄,性喜条达,藏血而司血海;脾司中气而统血,与胃同为气血生化之源。若肝失条达,疏泄无度;或脾气不足,血失统摄;或脾胃虚弱,气血化源不足,都可影响冲任功能而发病。因此在治疗上,疏肝养肝、健脾和胃也是妇科疾病治疗的重要原则。

(4)在月经产生机制的理论中,中医学的"肾气—天癸—冲任—胞宫"过程与西医学的"下丘脑—垂体—卵巢—子宫"神经内分泌轴互相照应,这为中西医结合治疗月经病提供了理论根据。对一些属于下丘脑—垂体—卵巢性腺轴调节障碍的功能性疾病,如异常子宫出血、闭经、月经先后不定期等月经疾病,运用中医"补肾气,调冲任"的方法治疗,效果显著。因此,中医学的月经产生机制在临床上具有重要的指导意义。

第二章　异常子宫出血的
相关术语和病因分类

一、异常子宫出血的相关术语

1.异常子宫出血

异常子宫出血(abnormal uterine bleeding，AUB)是妇科常见的症状和体征，是指与正常月经的周期(频率)、周期规律性、经期长短、经期出血量中一项或多项不符的、源自子宫腔的异常出血。所述 AUB 限定于育龄期非妊娠妇女，因此排除妊娠期和产褥期相关的出血，也不包含青春期发育前和绝经后的出血。因为 AUB 的医学术语和定义存在混淆，所以国际妇产科联盟(International Federation of Gynecology and Obstetrics，FIGO)在 2007 年发表了有关共识，统一用词，用以指导临床治疗及研究。我国妇产科学界对此也存在一些混淆，如 AUB 和功能失调性子宫出血不加区别而混用。需要特别强调的是，AUB 是相对于正常月经(menstruation，M)而言的，因此必须首先明确正常子宫出血。正常子宫出血即月经，是指在卵巢激素的周期性调节下，子宫内膜的周期性脱落及出血。月经临床评价指标包括周期(频率)、周期规律性、经期长短、经期出血量四个要素，正常范围见表 2-1。

表 2-1　月经临床评价指标正常范围

月经临床评价指标	正常范围
周期(频率)	21～35 天
周期规律性(近 1 年内周期与周期之间的天数变化)	<7 天
经期长短	3～7 天
经期出血量	5～80mL

2.功能失调性子宫出血

功能失调性子宫出血(dysfunctional uterine bleeding，DUB)简称功血，是由神经内分泌失调引起的，而不是由妊娠、子宫内膜肿瘤、感染或血液病等全身性疾病或女性生殖道器质性疾病引起的。常发生于青春期或围绝经期，多为无排卵型功能失调性子宫出血。

3.经间期出血

经间期出血指排卵期出血,即以排卵期周期性出现少量出血为主要表现的疾病。一般出血时间短,出血量较少。若出血时间延长,出血量增多,不及时治疗,进一步发展可致崩漏。

4.月经过多

月经过多是指连续数个月经周期的经期出血量多,一般大于 80mL,而月经间隔时间及出血时间皆规律,无经间期出血、性交后出血。

5.月经过少

月经过少是指经期出血量过少(30mL 以下),或行经时间不足 2 天,或点滴即净。

6.经期延长

经期延长是指月经周期基本正常,行经时间在 7 天以上,甚至淋漓半个月方净,包括功血、黄体萎缩不全、盆腔炎症、子宫内膜炎等引起的经期延长以及宫内节育器、输卵管结扎引起的经期延长。

7.经期过短

经期过短是指月经周期基本正常,行经时间不足 3 天,常与子宫内膜太薄、内分泌失调、多囊卵巢综合征等有关,常伴经期出血量过少。

8.月经不规律

月经不规律指在近 1 年内,月经周期与月经周期之间的天数变化大于 7 天。

9.月经稀发

月经稀发一般指月经错后,即月经周期延长,超过 35 天的情况。

10.月经频发

月经频发一般指月经提前,即月经周期缩短,不足 21 天,甚至 1 个月 2 次或数次行经。

11.突破性出血

突破性出血指子宫内膜在激素作用下逐渐增厚,增厚到一定程度时,子宫内膜剥脱出血,表现与月经相同,但与真正来月经不同。突破性出血是无排卵性功血的主要表现,多见于年轻女性,卵巢功能尚不成熟,没有周期性排卵及周期性卵巢激素变化,即没有周期性的子宫内膜剥脱出血(月经)等,常表现为月经不规则,几个月来 1 次月经,有时出血量比较大,甚至导致贫血。

12.慢性异常子宫出血

慢性异常子宫出血(chronic abnormal uterine bleeding,C-AUB)指近 6 个月

内至少出现 3 次 AUB,医生认为不需要紧急处理,但需要进行规范诊疗。

13. 急性异常子宫出血

急性异常子宫出血(acute abnormal uterine bleeding,A-AUB)指发生了严重的子宫异常大出血,医生认为需要紧急处理以防进一步失血。

二、异常子宫出血的病因及分类

目前,我国将异常子宫出血(AVB)分为器质性 AUB、功能性 AUB 和医源性 AUB,也可以分为急性 AUB 和慢性 AUB。2011 年国际妇产科联盟(FIGO)发布了育龄期非妊娠妇女 AUB 病因分类系统,用于指导临床治疗和研究。该分类系统将 AUB 病因分为 9 种类型,具体为子宫内膜息肉、子宫腺肌病、子宫肌瘤、子宫内膜不典型增生、子宫内膜恶变、凝血异常的全身性疾病、排卵障碍、子宫内膜局部异常、医源性异常子宫出血、未分类的异常子宫出血,按英语首字母缩写为"PALM-COEIN"。"PALM"指子宫本身存在结构性改变,可采用影像学技术和(或)组织病理学方法明确诊断,而"COEIN"多无明显的子宫结构性改变。PALM 包括子宫内膜息肉所致 AUB(简称 AUB-P)、子宫腺肌病所致 AUB(简称 AUB-A)、子宫肌瘤所致 AUB(简称 AUB-L)、子宫内膜恶变和不典型增生所致 AUB(简称 AUB-M)。COEIN 包括:全身凝血相关疾病所致 AUB(简称 AUB-C)、排卵障碍相关的 AUB(简称 AUB-O)、子宫内膜局部异常所致 AUB(简称 AUB-E)、医源性 AUB(简称 AUB-I)、未分类的 AUB(简称 AUB-N)。具体内容参考第三章。

第三章 异常子宫出血的中西医诊断

第一节 异常子宫出血的西医诊断

国际妇产科联盟(FIGO)将 AUB 病因分为 9 个类型,按英语首字母缩写为PALM-COEIN,具体临床表现、诊断如下。

1. AUB-子宫内膜息肉(AUB-P)

子宫内膜息肉患病率为 7.8%～34.9%,是 AUB 结构性病因中最常见的类型。子宫内膜息肉可单发或多发,大小不等,可见于所有年龄女性,青春期少见。子宫内膜息肉的发生原因尚不明确,可能与多种因素有关,如遗传因素、生化因素和激素变化等,围绝经期、肥胖、高血压、应用他莫昔芬的女性更容易出现。临床上约 67% 的子宫内膜息肉患者有 AUB,表现为经期延长、经间期出血、月经过多、不规律出血、不孕。子宫内膜息肉不典型增生或恶变的发生率为 0.5%～3.0%,恶变的危险因素包括 AUB、年龄增大、雌激素水平升高、肥胖、糖尿病、高血压、应用他莫昔芬、遗传性非息肉性结直肠癌(Lynch 综合征)。经阴道超声检查是最常用的筛查方法,如果超声评价不充分时可考虑应用宫腔镜或超声下宫腔灌注造影以进一步明确诊断。在宫腔镜下摘除并行病理检查,方可确诊。

2. AUB-子宫腺肌病(AUB-A)

子宫腺肌病可分为弥散性与局限性两种,后者为子宫腺肌瘤。主要表现为月经过多、经期延长和痛经,部分患者可有经间期出血、慢性盆腔痛、不孕。盆腔检查发现子宫增大、质韧或触痛,确诊需经病理检查。临床上可根据典型症状及体征、血 CA125 水平升高做出初步诊断。随着影像学技术的进步,经阴道超声和磁共振成像(magnetic resonance imaging,MRI)已用于子宫腺肌病的临床诊断。

3. AUB-子宫肌瘤(AUB-L)

子宫肌瘤是最常见的妇科良性肿瘤,育龄期女性患病率可达 25%。根据生长部位,子宫肌瘤可分为影响宫腔形态的黏膜下肌瘤与其他部位肌瘤。2018 年,FIGO 将子宫肌瘤分为 9 型,见表 3-1、图 3-1。子宫肌瘤的临床症状与肌瘤的位置、大小、生长速度及是否变性有密切关系。子宫肌瘤导致的 AUB 常表现为月经过多、经期延长、经间期出血等。最容易引起 AUB 的是黏膜下子宫肌瘤(0 型～3

型),通常可经盆腔 B 超、宫腔镜检查发现,术后病理可确诊。

表 3-1 子宫肌瘤分类表

分类	具体分型	特点
黏膜下	0	有蒂黏膜下肌瘤
	1	肌瘤大部分位于宫腔内,位于肌壁内的部分<50%
	2	肌瘤位于肌壁内,突向黏膜下,肌壁内的部分≥50%
	3	肌瘤 100%位于肌壁内,向内接触子宫内膜
其他部位	4	肌瘤完全位于肌壁内
	5	肌瘤突向浆膜,位于肌壁内的部分≥50%
	6	肌瘤突向浆膜,位于肌壁内的部分<50%
	7	有蒂浆膜下肌瘤
	8	其他(特殊部位,如子宫颈肌瘤、阔韧带肌瘤)
混合型(既接触内膜又接触浆膜)	2 个数字由连字符连接,按照惯例,第 1 个数字表示与内膜的关系,第 2 个数字表示与浆膜的关系。示例如下:2-5,黏膜下和浆膜下,突向宫腔和腹腔的部分均<50%	

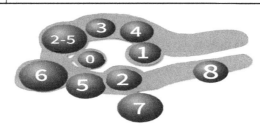

图 3-1 子宫肌瘤分类示意图

4. AUB-子宫内膜恶变和不典型增生(AUB-M)

子宫内膜恶变和不典型增生是 AUB 少见而重要的病因。子宫内膜不典型增生是癌前病变,常见于多囊卵巢综合征(polycystic ovarian syndrome,PCOS)、肥胖、使用他莫昔芬的患者,偶见于有排卵而黄体功能不足者,临床主要表现为不规则子宫出血,可与月经稀发交替发生,少数患者表现为经间期出血,患者常不孕。约 5%的子宫内膜癌患者是遗传性子宫内膜癌,如有 Lynch 综合征家族史者患子宫内膜癌的风险高达 60%。子宫内膜病变的确诊需根据子宫内膜活检。对年龄≥45 岁、长期不规律子宫出血、有子宫内膜癌高危因素(如高血压、肥胖、糖尿病、Lynch 综合征家族史等)、B 超提示子宫内膜过度增厚且回声不均匀、药物治疗效果不显著者应行诊断性刮宫和活检,有条件者首选宫腔镜直视下定点活检。如疑有 Lynch 综合征,必要时可进行基因检测和适宜的肿瘤筛查。

5.AUB-全身凝血相关疾病（AUB-C）

包括再生障碍性贫血、各类型白血病、各种凝血因子异常、各类型血小板减少以及各种疾病造成的全身凝血机制异常。月经过多的女性中约13%有全身凝血功能异常。凝血功能异常除表现为月经过多外，可有经间期出血和经期延长等表现。对月经过多患者须筛查潜在凝血功能异常的线索，询问病史，以下3项中有任何1项的可能存在凝血功能异常，应咨询血液病专家，包括：①自初潮起月经过多。②具备下述病史中的任何1条：既往有产后出血、外科手术后出血、牙科操作相关的出血。③具备下述症状中2条或以上：每个月1～2次瘀伤、每个月1～2次鼻出血、经常牙龈出血、有出血倾向家族史。

6.AUB-排卵障碍（AUB-O）

排卵障碍包括稀发排卵、无排卵及黄体功能不足，主要由下丘脑－垂体－卵巢性腺轴功能异常引起。常见于青春期、绝经过渡期，在生育期也可因PCOS、肥胖、高催乳素血症、甲状腺疾病等引起。常表现为月经不规律，经量、经期、月经周期（频率）及月经规律性均可异常，有时会引起大出血和重度贫血。诊断无排卵最常用的手段是基础体温测定，下次月经前5～9天（相当于黄体中期）或停经后血孕酮水平测定。同时应在早卵泡期测定黄体生成素（LH）、促卵泡激素（FSH）、催乳素（PRL）、雌二醇、睾酮、促甲状腺激素水平，以了解无排卵的病因。

7.AUB-子宫内膜局部异常（AUB-E）

主要临床症状是月经过多，也可表现为经间期出血或经期延长，可能为调节子宫内膜局部凝血与纤溶功能的机制异常或子宫内膜修复的分子机制异常所致。诊断上尚无特异方法，主要在有排卵月经的基础上排除其他明确异常后确定。常见原因包括子宫内膜炎症、感染、炎症反应异常和子宫内膜血管生成异常等。慢性子宫内膜炎可能导致局部的炎症反应异常或内膜血管发生异常，引起AUB，多见于既往放置宫内节育器、黏膜下子宫肌瘤、子宫内膜息肉、妊娠物残留、多次宫腔操作史或存在其他潜在感染风险的患者。子宫内膜菌群失调也可出现炎症反应，可结合宫腔镜、常规病理检查及免疫组化检测，提高子宫内膜炎的诊断准确性。

8.AUB-医源性（AUB-I）

指所有与医疗操作、用药相关的AUB，包括应用性激素、GnRH、抗凝药物或放置宫内节育器等。以突破性出血较常见，可能与所用性激素的雌激素、孕激素比例不当有关。临床上常用的复方口服避孕药中雌激素剂量有所不同。常见症状包括频繁出血或点滴出血。此外，漏服避孕药会引起撤退性出血。

放置宫内节育器所引起的AUB-I通常表现为经期延长，可能与局部前列腺素生成过多或纤溶亢进有关。首次应用左炔诺孕酮宫内缓释系统或皮下埋置剂的女性6个月内常会发生突破性出血。此外，一些非甾体抗炎药（nonsteroidal anti-inflammatory drug,NSAID)、利福平、抗惊厥药、抗生素、影响多巴胺代谢的药物、吩噻嗪、三环类抗抑郁药等,可能引起催乳素水平升高,导致排卵障碍,引起 AUB,也属于 AUB-I。部分育龄期女性由于血栓性疾病、肾透析或放置心脏支架必须终身抗凝治疗(如使用华法林、维生素 K 拮抗剂),这可能导致月经过多,也属于 AUB-I。

临床上 AUB-I 的诊断需要通过仔细询问用药史、分析服药或治疗操作与AUB 的关系来确定。必要时应用宫腔镜检查,排除其他病因。有关口服避孕药引起的出血,首先应排除漏服,强调规律服用。若无漏服可通过增加剂量改善出血。对于放置宫内节育器所致的 AUB-I,治疗上首选抗纤溶药物。对于应用左炔诺孕酮宫内缓释系统或皮下埋置剂引起的出血,可对症处理或期待治疗,做好放置前咨询。对于应用抗抑郁药或抗凝药引起的出血,可对症处理,必要时咨询专科医师。

9. AUB-其他病因(AUB-N)

发生 AUB 的个别患者可能与其他罕见的因素有关,如动静脉畸形、剖宫产术后子宫瘢痕缺损、子宫肌层肥大等,也可能存在某些尚未明确的因素。在临床上无法确定病因属于以上 8 个类型中的哪一类,而最终将其归入一个独特类型,称为其他病因类。

动静脉畸形所致 AUB 的病因有先天性或后天获得性(子宫创伤,如剖宫产术后),多表现为突然出现的大量子宫出血。诊断上首选经阴道多普勒超声检查,子宫血管造影检查可确诊,其他辅助诊断方法有盆腔电子计算机断层扫描(computed tomography,CT)及 MRI 检查。

剖宫产术后子宫瘢痕缺损又称剖宫产术后子宫切口憩室,是继发于剖宫产术、各种原因所致的子宫切口愈合缺陷。剖宫产术后子宫瘢痕缺损所致 AUB 的高危因素包括剖宫产子宫切口位置不当、子宫下段形成前行剖宫产术等,常表现为正常月经后的淋漓出血。推荐的诊断方法为经阴道超声检查、MRI 或宫腔镜检查。

第二节　异常子宫出血的中医诊断

月经的周期异常、经期异常、出血量异常及月经间期出血,可诊断为中医的相关疾病,包括崩漏、月经先期、月经过多、经期延长和经间期出血。

一、崩漏

崩漏指女性经血非时而下,或阴道突然大量出血(崩中),或淋漓下血不断(漏下)。

(一)诊断要点

1. 病史

详细了解发病时间、阴道出血类型、病程、出血前有无停经史及以往诊疗经过。

询问患者年龄、月经史、婚育史、避孕措施、激素类药物或抗凝药物等使用史及妇科相关手术史。是否受环境变化、气候变化、情绪波动、劳累过度等因素的影响？是否存在营养不良？是否存在引起月经失调的全身性疾病或生殖系统相关疾病，如肝疾病、肾疾病、甲状腺疾病、血液病、生殖器官肿瘤、感染等？

2.症状

月经周期紊乱，出血量或多或少，行经时间超过半个月，甚至数月不止，亦有停闭数月突然暴下不止或淋漓不尽，可伴有不同程度贫血。

3.体征

(1)体格检查：注意患者的精神、营养及发育状况，第二性征如乳房的发育及毛发的分布，有无泌乳等。注意患者的一般情况、生命体征及有无贫血貌。

(2)妇科检查：外阴、阴道无损伤；宫颈无炎症、肿瘤等；子宫大小、形态、质地正常，无压痛；双附件区未扪及明显异常。对无性生活者，必要时经肛门直肠检查盆腔，可发现盆腔包括子宫的异常。

4.辅助检查

(1)影像学检查：了解子宫大小、形状、宫腔有无赘生物及异常回声、子宫内膜厚度等，有助于排除器质性病变。可动态监测卵泡情况。

(2)血常规检查：了解有无贫血和血小板计数情况。

(3)内分泌激素测定：下次月经前5～9天（相当于黄体中期）测定血孕酮水平，若为卵泡期水平则无排卵。早卵泡期测定血LH、FSH、PRL、雌二醇、促甲状腺激素水平，了解无排卵的病因，排除其他内分泌疾病。

(4)诊断性刮宫：根据病情需要选做，可以明确子宫内膜的病理诊断。

(5)宫腔镜检查：可在直视下对病变区域进行活检，有助于诊断子宫内膜息肉、子宫黏膜下肌瘤及子宫内膜癌等宫腔内病变。

(6)妊娠试验：尿妊娠试验或血人绒毛膜促性腺激素（HCG）检测可以排除妊娠及妊娠相关疾病。

(7)凝血功能测定：检查出凝血时间、凝血酶原时间、活化部分凝血活酶时间等，排除凝血功能障碍性疾病。

(8)基础体温测定：呈单相型，可协助诊断无排卵。

(二)鉴别诊断

1.月经不调

月经不调包括月经先期、月经过多、经期延长、月经先后无定期、经间期出血。月经先期表现为周期缩短，经期、经量正常；月经过多表现为周期、经期正常，经量过多；经期延长表现为半个月内自止，周期、经量基本正常；月经先后无定期表现为周期先后不定，经期、经量正常；经间期出血常发生于2次月经周期中，出血多能自止,经期、经量正常。而崩漏的月经周期、经期、经量均严重紊乱,根据症状、辅助检查,可鉴别。

2.胎产出血

胎产出血包括胎漏、胎动不安、异位妊娠、产后恶露不绝等,可结合病史、尿妊娠试验、血 HCG 测定或超声检查等鉴别。

3.癥瘕

如子宫肌瘤、卵巢良性肿瘤等,可结合病史、体征、超声检查等鉴别;子宫内膜癌、卵巢恶性肿瘤等,结合影像学检查如超声、CT、MRI 等可鉴别;子宫颈癌,可结合宫颈细胞学检查、子宫颈活组织检查等鉴别。

4.生殖器官感染

如急性子宫内膜炎或慢性子宫内膜炎,结合病史、症状、体征及实验室检查可鉴别。

5.生殖道损伤

如阴道裂伤出血、阴道异物等,通过询问病史、妇科检查等可鉴别。

6.性激素类药物应用不当及宫内节育器引起的异常子宫出血

通过询问病史、超声检查等可鉴别。

7.全身性疾病

如血液病、肝肾功能损害、甲状腺功能亢进或甲状腺功能减退症等,结合病史、实验室检查等可鉴别。

(三)中医辨证

崩漏辨证,有虚有实,虚实错杂,虚多实少。虚者多因脾虚、肾虚;实者多因血热、血瘀。出血期根据出血的量、色、质,结合全身症状及舌脉,辨寒热虚实,病在何经何脏,在气在血;血止后根据全身症状及舌脉辨证。出血期辨证主要如下。

1.脾虚证

经血非时而下,量多,色淡,质清稀;或暴崩之后,经血淋漓。面色苍白,精神萎靡,气短乏力,不思饮食,小腹空坠,面浮肢肿,便溏。舌淡体胖,边有齿痕,苔薄白,脉细弱或缓弱。

2.肾气虚证

经血非时而下,量少淋漓或量多,色淡红或淡黯,质清稀。面色晦暗,腰膝酸软,性欲减退,小便频数。舌质淡黯,苔薄白,脉沉弱或沉细无力。

3.肾阴虚证

经血非时而下,量少淋漓或量多,色鲜红,质稍稠。头晕耳鸣,腰膝酸软,口干舌燥,五心烦热,失眠健忘,大便偏干。舌质红,少苔,脉细数。

4.肾阳虚证

经血非时而下,量多如注或量少淋漓,色淡红或淡黯,质清稀。面色晦暗,眼眶黯,腰膝酸软,畏寒肢冷,性欲减退,小便清长,五更泄泻。舌质淡黯,苔白润,脉沉迟无力或弱。

5.虚热证

经血非时而下,量少淋漓,或量多势急,色鲜红,质稠。伴心烦失眠,面颊潮红,咽干口燥,潮热汗出,小便短赤,大便燥结。舌质红,少苔,脉细数。

6.实热证

经血非时而下,量多如崩,或淋漓不净,色深红,质稠,有血块。面红目赤,口渴烦热,渴喜冷饮,小便黄,大便干结。舌质红,苔黄,脉滑数。

7.血瘀证

经乱无期,量时多时少,时出时止,经行不畅,色紫黯有块,质稠。小腹疼痛拒按,胸胁胀满或刺痛。舌质紫黯,有瘀点瘀斑,苔薄白,脉涩或弦。

二、月经先期

月经周期提前 7～14 天,甚至半个月一行,经期正常,连续 2 个月经周期以上。

(一)诊断要点

1.病史

询问患者年龄、月经史、婚育史、避孕措施。是否存在引起月经失调的器质性疾病?了解诊疗经过及治疗情况。近期有无服用干扰排卵的药物或抗凝药物。询问既往检查的结果、手术史。询问体重、情绪等的变化。

2.症状

月经周期提前 7～14 天,连续 2 个月经周期及以上,经期正常,经量正常或过多。

3.体征

妇科检查:盆腔无明显器质性病变。

4.辅助检查

(1)基础体温测定:黄体功能不足者,呈双相型,但高温相少于 11 天,或排卵后体温上升缓慢,上升幅度<0.3℃。

(2)子宫内膜活检:提示分泌反应不良。

(3)内分泌激素测定:黄体中期测定血孕激素水平,了解黄体功能。

（4）超声检查：盆腔无明显器质性病变。

（二）鉴别诊断

1.经间期出血

常发生在月经周期第12～16天，在基础体温低温相、高温相交替时出现，出血量较少，持续数小时或2～7天，或表现为透明白带中夹有血丝，月经周期、经期、经量均正常。

2.崩漏

月经先期伴月经过多时，需与崩漏鉴别。崩漏是指月经周期、经期和经量均发生严重紊乱，量多如崩，或量少淋漓不断。月经先期伴月经过多虽有月经周期改变但提前不超过14天，经量虽多但能自止，且经期正常。

3.月经先后无定期

月经先后无定期表现为月经周期时而提前、时而延后7天以上，并连续出现3个月经周期以上。它与月经先期均表现为经期基本正常，但月经先期只有经行提前而无经行延后。

（三）中医辨证

月经先期辨证需根据月经周期提前及月经量、色、质的变化，结合全身症状、舌脉以辨气虚和血热。

1.脾气虚证

月经周期提前7～14天，经量或多或少，色淡红，质稀。神疲乏力，面色萎黄，气短懒言，倦怠嗜卧，小腹空坠，纳少便溏，语声低微，脘闷腹胀。舌质淡胖，边有齿痕，苔薄白，脉缓弱。

2.肾气虚证

月经周期提前7～14天，量或多或少，色淡暗，质稀。腰膝酸软，头晕耳鸣，面色晦暗或有暗斑，精神不振，夜尿频多，小便清长。舌质淡暗，苔薄白，脉沉细。

3.阴虚血热证

月经周期提前7～14天，量少，色鲜红，质稠。手足心热，咽干口燥，两颧潮红，潮热盗汗，心烦不寐，口舌糜烂。舌质红，苔少，脉细数。

4.肝郁血热证

月经周期提前7～14天，量或多或少，色深红或紫红，有血块，质稠，经行不畅。烦躁易怒，胸胁胀满，乳房或少腹胀痛，善太息，口苦咽干。舌质红，苔薄黄，脉弦数。

5.阳盛血热证

月经周期提前7～14天，量多，色深红，质稠。口渴，喜冷饮，面红唇赤，心烦，溲黄便结。舌质红,苔黄,脉滑数。

三、月经过多

月经量明显增多,超过 80mL,月经周期、经期正常。

(一)诊断要点

1.病史

大病久病、精神刺激、饮食不节史;经期、产后感邪或不禁房事史;宫内节育器避孕史。

2.症状

月经量多于既往 1 倍以上,常大于 80mL,月经周期、经期正常。

3.体征

妇科检查多无明显器质性变化,长期月经过多者可出现贫血貌。

4.辅助检查

(1)超声检查:排除子宫器质性病变。

(2)宫腔镜检查:了解宫腔内情况。

(3)诊断性刮宫:了解子宫内膜情况。

(4)血常规测定:判断有无贫血。

(5)生殖内分泌激素检测:了解卵巢功能。

(二)鉴别诊断

1.崩漏

除月经过多外,崩漏的出血无周期性,伴出血时间长,淋漓日久而不能自止,结合病史及有关辅助检查可鉴别。

2.癥瘕

如子宫内膜息肉、子宫腺肌病和黏膜下肌瘤等,表现为月经量多、病程长,可借助超声、宫腔镜检查来鉴别。

3.血小板减少等血液疾病

有血液病史,可表现为经量多或皮下出血、牙龈出血等全身出血症状,血液学检查等有助于鉴别。

(三)中医辨证

月经过多辨证需根据月经色、质的变化,结合全身症状、舌脉以辨气虚、实热、虚热和血瘀。

1. 气虚证

月经量多,色淡红,质稀。气短懒言,精神倦怠,面色㿠白,肢软无力,小腹空坠,动则汗出。舌质淡,苔薄白,脉细弱。

2. 实热证

经来甚多,色深红,质黏稠。口渴,心烦,面赤唇干,小便短黄,大便燥结。舌红,苔黄,脉滑数。

3. 虚热证

经行量多,色鲜红,质稍稠。颧红,潮热,咽干口燥,盗汗,腰膝酸软,心烦不寐,小便短赤。舌质红,少苔,脉细数。

4. 血瘀证

经行量多,色紫黑,有血块,经行不畅,小腹疼痛拒按,血块排出后疼痛减轻。可无明显全身症状,胸胁胀痛或刺痛,面颊褐斑。舌质紫暗,有瘀点、瘀斑,脉弦涩或沉涩。

四、经期延长

月经周期正常,行经时间超过 7 天,甚至淋漓 2 周方净。

(一)诊断要点

1. 病史

盆腔炎性疾病史;宫内节育器避孕史;饮食、起居、情志失调史;宫腔手术史。

2. 症状

行经时间超过 7 天,甚至淋漓 2 周;月经周期正常,或伴有经量增多。

3. 体征

妇科检查多无明显器质性病变。盆腔炎性疾病引起者,子宫和(或)附件可有触痛。应注意排除宫颈糜烂、息肉等引起的经期延长。长期经期延长者可有程度不等的贫血貌。

4. 辅助检查

(1)基础体温测定:呈双相型,但下降缓慢。

(2)超声检查:了解子宫有无器质性病变。

(3)诊断性刮宫:于月经周期第 5~7 天刮宫,子宫内膜组织学检查仍能见到呈分泌反应的子宫内膜,且与出血期内膜及增生期内膜并存。

(4)宫腔镜检查:了解宫腔内情况。

(5)血常规测定:确定有无贫血。

（二）鉴别诊断

1. 崩漏

经血淋漓不断，甚至连续数十日或数月不净，伴有月经周期及经量的异常。

2. 癥瘕

如子宫肌瘤、子宫内膜息肉、子宫腺肌病等，可伴有经期延长。通过盆腔超声、腹腔镜、宫腔镜等可明确诊断。

3. 异位妊娠

阴道少量出血，有时持续 1 周以上，易与经期延长混淆，但异位妊娠多有停经史和早孕反应，妊娠试验阳性，妇科检查和盆腔超声可协助诊断。经期延长者无妊娠迹象，且无停经史，出血在 2 周内能自然停止。

（三）中医辨证

经期延长辨证以月经量、色、质为主，结合全身症状、舌脉综合分析。

1. 气虚证

行经时间延长，量多，色淡，质清稀。神倦嗜卧，气短懒言，肢软无力，小腹空坠，纳少便溏。舌质偏淡，舌质薄白，脉缓弱。

2. 阴虚血热证

行经时间延长，量少，色鲜红，质稍稠。咽干口燥，手心灼热，潮热颧红，大便燥结。舌质红，舌苔少津、少苔，脉细数。

3. 血瘀证

月经淋漓，延期不净，经量时多时少，色暗有块，经行不畅，小腹疼痛拒按。面色晦暗，面部褐斑。舌质紫暗，舌边有瘀点，脉弦涩。

4. 湿热蕴结证

行经时间延长，量多，色鲜红，混杂黏液，阴中灼热，或伴有阴痒，平素带下量多，色黄臭秽。腰腹胀痛，四肢沉重，全身乏力。舌质偏红，舌苔黄腻，脉滑数。

五、经间期出血

2 次月经中间出现周期性少量阴道出血。

（一）诊断要点

1. 病史

素禀不足，劳力过度；盆腔炎性疾病史。

2. 症状

常发生在月经周期第 12～16 天，基础体温低温相、高温相交替时出现，出血量较少,持续数小时或 2～7 天,表现为透明白带中夹有血丝,月经周期、经期、经量均正常。

3.体征

妇科检查多无明显器质性病变。盆腔炎性疾病引起者,子宫和(或)附件可有触痛。应注意排除宫颈糜烂、息肉等引起的出血。

4.辅助检查

(1)基础体温测定:呈双相型,出血大多发生在低温相、高温相交替时,一般基础体温升高后出血停止,也有基础体温升高后继续出血者。

(2)超声检查:了解子宫有无器质性病变。

(3)宫腔镜检查:了解宫腔内情况。

(二)鉴别诊断

1.月经先期

月经周期提前 7～14 天,连续 2 个月经周期及以上,经期、经量都正常,可伴有月经量过多。出血时间发生在基础体温低温相的开始阶段。

2.赤带

排出无周期性,持续的时间较长,或反复发作,多有接触性出血史。

(三)中医辨证

经间期出血辨证以出血的色、质为主,结合全身症状、舌脉综合分析。

1.肾阴虚证

经间期出血,量少,色鲜红,质稠。头晕耳鸣,腰腿酸软,手足心热,夜寐不宁。舌红,苔少,脉细数。

2.脾气虚证

经间期出血,量少,色淡,质稀。神疲体倦,气短懒言,食少腹胀。舌淡,苔薄,脉缓弱。

3.湿热证

经间期出血,色深红,质稠。平时带下量多色黄,小腹时痛,心烦口渴,口苦咽干。舌红,苔黄腻,脉滑数。

4.血瘀证

经间期出血,色紫黯,夹有血块。小腹疼痛拒按,情志抑郁。舌紫黯或有瘀点,脉涩有力。

第四章 异常子宫出血的西医治疗

第一节 孕 激 素

孕激素是治疗异常子宫出血的常用药物,正确认识孕激素,了解孕激素在使用过程中的有效性和安全性问题,是每个临床医务工作者必须掌握的基本功。药代动力学与药效学联系紧密,系统学习药理学知识尤为重要。

本节主要介绍天然的和人工合成的孕激素在治疗中的药代动力学和药效学。对孕激素的发展史、分子结构与激素活性之间的联系、激素类型与效应的差异,特定化合物的特殊性、组织特异性及代谢等进行介绍。就给药途径对药代动力学、激素活性、作用机制进行讨论。详细描述了常用孕激素类型与其受体的差异、孕激素类型与特定代谢产物的激素活性差异,目前可用孕激素的结构、血清浓度、与甾体受体和血清结合球蛋白的亲和力及相对效应。同时还讨论了不同化合物的组织特性、给药方案及在治疗时存在的益处与风险差异。

一、孕激素的发展历史

最初,科学家在研究避孕药的过程中从黄体提取物中成功分离出孕酮,并确认了它的化学结构。随后的研究及临床实验显示,天然孕激素只有经注射给药才能发挥激素活性。后因对可口服的活性孕激素的需求,Carl Djerassa 和他的同事们研究出第一个合成孕激素——炔诺酮。尽管此前已有可口服的活性雌激素,如己烯雌酚(diethylstilbestrol,DES)和炔雌醇(ethinylestradiol,EE),但首次激素避孕的临床研究却开展于孕激素。在当时,已检测出极高剂量 DES 和 EE 可造成各种不良影响,而孕激素则有良好的耐受性。

合成孕激素的发展史实际较为复杂。首次发现的可口服的有孕激素活性的化合物是雄激素。1938 年,H. H. Inhoffen 及 W. Hohlweg 合成了一种可口服高活性的雌激素——17α-炔雌醇(通过把乙炔基加到雌酮 C17α 位置形成)。他们又尝试通过类似的方法研发有口服活性的雄激素,在液氨中由雄烷 17-酮基衍生出乙炔钠,成功合成 17α-炔孕酮。与睾酮相反,它是一种有口服活性的激素,其雄激素活性未增强反而衰减,惊奇地发现它有相当强的孕激素活性。这种现象缘于孕激素受体与雄激素受体的结构类似性,雄激素对孕激素受体有一定的亲和力,且孕激素对雄激素受体也有一定的亲和力，后者可能导致孕激素有激活雄激素或拮抗雄激素的作用。然而，睾酮对孕激素受体仅有微弱的亲和力。1950 年，Arthur J. Birch报道了比睾酮雄激素活性较弱的 19-去甲睾酮，它同时有把雄激素活性转变成促蛋白合成的效应。在睾酮分子 C17α 位置添加 17α-乙炔基形成的炔孕酮则显示出对孕激素的强亲和力。

因 17α-炔孕酮的雄激素活性较睾酮弱，而孕激素活性很强，在 1939 年它成为第一种口服孕激素。推荐适应证是预防习惯性流产及治疗痛经，所用剂量为每天10～60mg。在炔诺酮的应用得到认可前，炔孕酮为唯一有口服活性的孕激素，用于预防流产，所用剂量在孕早期提高至每天 250mg，但是孕育出的女孩有雄性化特征。1944 年，Maximilian Ehrenstein 合成 19-去甲基孕酮异构体混合物，这种混合物在经肠道外给药时有孕激素活性。

在这些发现的基础上，1950 年 Carl Djerassi 工作组运用芳香族 A 环合成一种孕激素类似物。尽管这种化合物既没有雌激素活性也没有孕激素活性，但这是合成炔诺酮的关键步骤，因为炔诺酮缺乏 19-甲基。在那时去除 19-甲基是非常复杂的过程。1950 年，A. J. Birch 发表减少雌二醇芳香化 A 环可以形成 19-去甲睾酮。运用 Birch 还原法，Carl Djerass 和他的同事 Luis Miramontes 于 1951 年成功将 3-甲氧基雌二醇转换成 19-去甲睾酮衍生物，后者可通过几种反应转化成 17α-乙炔-19-去甲睾酮（炔诺酮）。同年，George Rosenkranz 及 Carl Djerassi 运用 Birch 还原法合成了 19-去甲基孕酮；Junkmann 及 Schenk 合成了醋炔诺酮；Frank D. Colton合成了异炔诺酮。1957 年，地美炔酮在英国合成，它有较弱的孕激素活性，首次运用于序贯口服避孕药。首批孕酮衍生物为 17-α 乙酰氧孕酮、醋酸甲羟孕酮、醋酸甲地孕酮、醋酸氯地孕酮、地屈孕酮、醋酸环丙孕酮。去氧孕烯于 1972 年合成，地诺孕素于 1978 年合成。

二、孕激素结构、活性及代谢

（一）孕激素的结构及活性

除天然孕激素外，有 4 种口服活性的合成孕激素：孕酮衍生物、19-去甲基孕酮衍生物、19-去甲睾酮衍生物及螺内酯衍生物，它们都表现出孕激素活性，甚至在有些组织上表现出抗雌激素作用，而它们的激素结构差异较大。根据它们的化学结构，它们表现出较弱的雄激素活性或抗雄激素活性、糖皮质激素活性或抗盐皮质激素活性。这取决于各自受体结构的相似性，这些受体均属于核受体家族。不同孕激素以低或高亲和力与一种或几种受体结合，但不一定有相应的生物学反应。具体可见表 4-1、表 4-2。

表 4-1　孕激素的激素活性类型

孕激素	A-E	EST	AND	A-A	GLU	A-M
孕酮	＋	－	－	（＋）	＋	＋
醋酸氯地孕酮	＋	－	－	＋	＋	－
醋酸环丙孕酮	＋	－	－	＋	＋	－
醋酸甲羟孕酮	＋	－	（＋）	－	＋	－
美屈孕酮	＋	－	－	－	？	－
地屈孕酮	＋	－	－	－	？	（＋）
炔诺酮	＋	＋	＋	－	－	－
左炔诺孕酮	＋	－	＋	－	－	－
孕二烯酮	＋	－	＋	－	（＋）	＋
依托孕烯	＋	－	＋	－	（＋）	－
诺孕酯	＋	－	＋	－	？	？
地诺孕素	＋	－	－	＋	－	－
替勃龙代谢产物	＋	＋	＋＋	－	－	－
屈螺酮	＋	－	－	＋	－	＋
曲美孕酮	＋	－	－	（＋）	－	（＋）
普罗孕酮	＋	－	－	－	＋	－
醋酸诺美孕酮	＋	－	－	＋	－	－

注：数据主要来源于动物实验及文献。孕激素的临床效应取决于组织浓度。

A-E,抗雌激素作用；EST,雌激素作用；AND,雄激素作用；A-A,抗雄激素作用；GLU,糖皮质激素作用；A-M,抗盐皮质激素作用。

＋＋,作用强；＋,一般；（＋）,较弱；－,无作用；？,尚不清楚。

表 4-2　孕激素与甾体受体及血清结合蛋白的相对亲和力

孕激素	PR	AR	ER	GR	MR	SHBG	CBG
孕酮	50	0	0	10	100	0	36
醋酸氯地孕酮	67	5	0	8	0	0	0
醋酸环丙孕酮	90	6	0	6	8	0	0
醋酸甲羟孕酮	115	5	0	29	160	0	0
炔诺酮	75	15	0	0	0	16	0
左炔诺孕酮	150	45	0	1	75	50	0
孕二烯酮	90	85	0	27	290	40	0

孕激素	PR	AR	ER	GR	MR	SHBG	CBG
依托孕烯	150	20	0	14	0	15	0
诺孕酯	15	0	0	1	0	0	0
地诺孕素	5	10	0	1	0	0	0
替勃龙代谢产物	90	35	1	0	2	1	0
屈螺酮	25	2	0	6	230	0	0
普罗孕酮	100	0	0	5	53	0	0
醋酸诺美孕酮	125	42	0	6	0	0	0

注:PR,孕激素受体(普罗孕酮,100%);AR,雄激素受体(甲雌三烯醇酮,100%);ER,雌素受体(雌二醇-17,100%);GR,糖皮质激素受体(地塞米松,100%);MR,盐皮质激素受体(醛固酮,100%);SHBG,性激素结合球蛋白(双氢睾酮,100%);CBG(皮质醇,100%)。这些值来自文献的交叉比较。因体外实验所得到的值不一致,出现的差异很大程度上取决于培养条件和所使用的生物材料。它们不一定反映生物有效性。

除孕激素对子宫内膜的作用外,合成的孕激素可能对阴道上皮起到抗雌激素的作用,从而降低成熟指数。孕激素还能减少宫颈黏液量,控制输卵管蠕动和改变分泌液成分,加强雌激素诱导的乳腺上皮细胞增殖。除地屈孕酮外,其他孕激素还具有影响中枢神经系统功能及心理、抑制 HCG 的释放、升高体温、对抗雌激素等重要作用。孕激素直接影响血管壁功能,在动脉上有收缩作用及拮抗雌激素的延缓作用,而在静脉上有加强雌激素的延缓作用,并且增强血管的扩张性。

含有抗雄激素活性的孕激素,如醋酸环丙孕酮(cyproterone acetate,CPA)、地诺孕素(dienogest,DNG)、醋酸氯地孕酮(chlormadinone acetate,CMA)可以拮抗内源性雄激素的作用。而含有雄激素活性的孕激素,如左炔诺孕酮(levonorgestrel,LNG)、炔诺酮(norethisterone,NET)、替勃龙,可对皮肤及毛发起雄激素作用,而且可以拮抗由雌激素引起的脂质代谢变化,拮抗止血作用,抑制肝脏蛋白的合成。含有糖皮质激素活性的孕激素在高浓度时可以减少 ACTH 的分泌,在一般浓度时表现出对血管壁或免疫系统的糖皮质激素作用。一些孕激素如孕酮或屈螺酮可起到醛固酮拮抗剂作用,从而引起醛固酮水平的代偿升高。孕激素还可导致糖耐量受损,引起轻微高胰岛素血症。

因为孕激素的抗雌激素作用,孕激素(包括孕酮)可拮抗雌激素对大脑的刺激和兴奋作用。除此之外,孕激素转变成 5α-孕烷醇酮及 5β-孕烷醇酮(与 $GABA_A$ 受体结合)可起到镇静作用。

一些合成孕激素的受体亲和力及代谢产物的激素活性已经被研究,如 3α-羟-醋酸氯地孕酮及 15β-羟-醋酸环丙孕酮有明显的抗雄激素作用。一些去甲睾酮衍生物的代谢产物有抗雄激素活性或雄激素活性,甚至有轻度雌激素活性。

（二）孕激素的效应

在与女性子宫内膜相关的孕激素活性测定中，最常用的方法是糖原测定法，这是一种体外测定法。测定的项目：①月经延迟；②转化剂量；③诱导激素撤退性出血；④子宫内膜腺体的糖原沉积；⑤阴道致密核指数的减少；⑥宫颈黏液雌激素效应的抑制。主要对体外培养的卵泡期人类子宫内膜组织进行糖原沉积测定。

月经延迟的检测应在有规律月经周期的女性中进行，每天给予这些女性 $50\mu g$ EE 及在假定排卵的第 6 天或第 7 天连续给孕激素 20 天。如果月经周期延迟，说明检测结果阳性，且得到了后续试验中孕激素的最低有效剂量（表 4-3）。

表 4-3　孕激素活性的比较

孕激素	转化剂量/mg	糖原沉积效应	月经延迟效应
孕酮		100%	
双醋炔诺醇	10	120%	2000%
左炔诺孕酮	12	560%	4000%
醋酸氯地孕酮	30		200%
甲羟孕酮	30	810%	100%
醋炔诺酮	50	560%	270%
炔诺酮	120	650%	130%
去氧炔诺酮	150		270%

转化剂量反映了典型孕激素介导的对子宫内膜的孕激素作用。转化剂量应在卵巢切除的女性中评估，每日给予这些女性 $50\mu g$ EE，连续 14 天，此后每日给予 $50\mu g$ EE 及一定剂量的孕激素，连续 10 天。孕激素的转化剂量为引起增殖期子宫内膜完全转化为分泌期子宫内膜所需的每日剂量。与雌二醇相比，由于 EE 具有更强的对抗孕激素作用，因此，运用 EE 治疗时，孕激素抑制子宫内膜需要更大的剂量，但这个结果不能延伸到激素补充治疗。

各种孕激素的效应具有组织特异性，因此，有关数据不能一概而论。此外，不同临床试验的结果也有很大差异。并且各种检测方法的临床相关性比较低，如转化剂量与月经周期延迟效应、糖原沉积效应的结果不相关。

抑制排卵剂量主要在排卵的女性中评估，这些女性需在月经周期的第 5～25 天每天服用一定剂量的孕激素，对所有女性最小有效抑制排卵的剂量为抑制排卵剂量。

抑制排卵的机制复杂，不仅包括干扰下丘脑和垂体分泌 FSH 和 LH、抑制排卵前 LH 峰，还包括孕激素对卵巢功能的直接作用。合成的孕激素可能会对卵巢类固醇的生物合成有直接抑制作用，对含有乙炔基的化合物会更加明显。17α-乙炔基氧化激活后,去甲睾酮衍生物不仅会不可逆地抑制甾体类激素参与肝灭活CYP依赖性加氧酶,而且也可以抑制卵巢CYP酶,而这种酶对内源性类固醇的生物合成至关重要。如LNG、DNG可以低的转化剂量起到较高的子宫内膜效应,是因为缺乏17α-乙炔基的孕激素只有相对较弱的抑制排卵的作用。一种制剂的避孕可靠性可以参考避孕药中孕激素抑制排卵剂量(表4-4)。

表 4-4　孕激素的激素效应及所需周期剂量

孕激素	TFD/mg	OID/mg	ODP/mg
孕酮	4200	300	
甲羟孕酮	50		
醋酸甲地孕酮	50		
醋酸氯地孕酮	25	1.7	
醋酸环丙孕酮	20	1.0	2.0
地诺孕素	6	1.0	2.0
替勃龙		2.5	2.0～3.0
炔诺酮	120	0.4	0.5
醋炔诺酮	50	0.5	0.6
诺孕酯	7	0.2	0.25
左炔诺孕酮	5	0.06	0.1～0.15
去氧孕烯	2	0.06	0.15
孕二烯酮	3	0.04	0.06～0.075
屈螺酮	50	2.0	3.0
醋酸诺美孕酮	100	1.25	2.5
普罗孕酮	10	0.5	

注:TFD,转化剂量;OID,抑制排卵剂量(不添加雌激素);ODP,可用制剂的口服剂量。

1. 孕酮

孕酮只有在黄体和胎盘中才能大量生成。在黄体期,血清浓度可达25ng/mL;在妊娠期,可能会增加至250ng/mL。在人类中,孕酮是唯一的孕激素,它能够维持妊娠。在子宫内膜和宫颈,孕激素表现为较强的孕激素活性和抗雌激素的活性,有显著的抗盐皮质激素的作用,可导致醛固酮水平代偿性上升70%,在皮肤上有抗雄激素的作用,其作用机制是竞争性抑制5α-还原酶活性,并非与雄激素受体结合。

血液循环中的孕酮约17%对皮质醇结合球蛋白(cortisol-binding globulin,

CBG)有高亲和力,80%与白蛋白有低亲和力。孕酮的半衰期只有 6 分钟($t_{1/2\alpha}$)和 42 分钟($t_{1/2\beta}$)。孕酮主要通过酮基和△4-双键的还原迅速代谢,代谢物的形式在很大程度上取决于给药的途径。

因孕酮在胃肠道和肝脏广泛代谢,导致血液循环中高浓度、有个体浓度差异的代谢物产生。因此,通过放射免疫法分析孕酮的药代动力学,可能被假的高孕激素水平所干扰,这种高孕激素水平检测结果是比较显著的孕酮代谢产物交叉反应引起的。因此,液相色谱-质谱法或经过色谱分离的放射免疫法适用于孕酮的检测。阴道给药后引起的此类问题不太明显,因为这种方法影响孕酮代谢的程度相对较低。

(1)口服给药:口服给药后,孕酮可以有超过 30 种代谢产物,其中一些有特定的生理活性。最重要的途径是形成 5α-孕烷醇酮及 5β-孕烷醇酮,后者可与 $GABA_A$ 受体结合后发挥相当大的镇静作用。进一步的代谢物:20-二氢-孕酮(有 25%～50%的孕酮活性)、11-去氧皮质酮(deoxycorticosterone,DOC,有盐皮质激素活性)、17α-羟基孕酮及无活性的最终产物孕二醇。口服途径的血液循环中代谢产物形式有较大的个体差异。可以将微粉化孕酮悬浮在油中并装于明胶胶囊,可以提高口服孕酮的生物利用度。

药代动力学:单次口服剂量为 100mg 孕酮胶囊,采用液相色谱-质谱测定,血清孕酮在 1～2 小时后迅速上升到峰值水平 1.5～2.2ng/mL。此后在 4～6 小时迅速下降到基线水平。然而,通过放射免疫法测定结果显示,血清孕酮平均峰值水平为 19.4ng/mL,提示存在高孕激素水平代谢产物的交叉反应。血清 5α-孕烷醇酮及 5β-孕烷醇酮水平有显著上升,2 小时后最高水平为 14ng/mL 和 3.6ng/mL。DOC 水平在 2 小时后上升至 120～680pg/mL,此后迅速下降。如果代谢产物不能提前通过色谱分离,用放射免疫法测定的孕酮则缺乏可靠性。经口服摄入 200mg 孕酮,用放射免疫法测定 4 小时后孕激素的高峰水平为 12ng/mL,而 5β-孕烷醇酮及 5α-孕烷醇酮血清浓度达到 30～60ng/mL。进一步的代谢物为 20-二氢-孕酮、11-去氧皮质酮、17α-羟孕酮和孕二醇。

药效学:一项大型前瞻性研究表明,口服和透皮的孕激素治疗不能预防绝经后女性由雌激素引起的子宫内膜癌。接受单一雌激素治疗的女性子宫内膜癌的风险相对危险度为 2.52,95%CI:1.77～3.57。而接受雌激素加孕酮者的子宫内膜癌风险相对危险度为 2.42,95%CI:1.53～3.83,两者没有显著差异。与此相反,合成孕激素显著降低雌激素依赖性的子宫内膜癌风险。

绝经后女性在雌激素和孕酮治疗过程中子宫内膜癌的风险升高这一现象与多种实验结果矛盾,这些实验中没有发现雌激素序贯加 100～200mg 孕酮治疗的女性子宫内膜增生率增加。然而,口服孕酮加雌激素治疗对绝经后子宫内膜的作用是剂量依赖性的,在使用过程中 200mg 孕酮不能充分使子宫内膜转化为分泌期的,而日剂量为 300mg 时,孕酮可替代用于治疗的合成孕激素。

绝经后雌孕激素干预治疗发现,雌激素可改善血脂代谢,添加孕酮时这种作用仍会保留。口服 100～300mg 孕酮治疗可使血压呈剂量依赖性降低。此外,在黄体期和妊娠期,孕酮可加强二氧化碳的通气反应。已证实,孕激素的衍生物,如醋酸氯地孕酮,可能减少动脉二氧化碳分压。

2 个 A-环的代谢产物 5α-孕烷醇酮和 5β-孕烷醇酮可调节 $GABA_A$ 受体,对中枢神经系统有一种浓度依赖性双峰效应。高浓度的 5β-孕烷醇酮已被证明有抗焦虑、镇静、麻醉和抗癫痫作用,而低生理浓度可导致焦虑。经前期综合征似乎也与 $GABA_A$ 调节受体敏感性有关。

已发现口服剂量在 300～1200mg 时可明显引起疲劳,运用最高剂量后,一些女性有信息处理及言语、记忆功能的下降。即使在睡前口服 200mg 孕酮,昏睡及头痛发生率也增加。如果女性摄入 400mg 微粒化孕酮,则会出现持续 2 小时的困倦状态,在这些女性中可检测出高水平的 5α-孕烷醇酮和 5β-孕烷醇酮。

(2)经阴道给药:与口服给药相反,经阴道给药的孕酮代谢率及孕烷醇酮的生成明显减少,因此,孕酮的镇静作用比经口服给药弱。

药代动力学:与口服给药相比,阴道给予孕酮可有高血清孕酮,且可持续较长时间。这种低的孕酮消除率可能与阴道至子宫的传输有直接关系,因为这种传输通过扩散(首先进入子宫)导致子宫高储存孕酮及随后孕酮的延迟释放。运用来自体内的子宫灌注模型,可检测到子宫内膜组织孕酮浓度为(185±155)ng/100mg,肌层浓度为(254±305)ng/100mg。

经阴道给予含有 100mg 或 200mg 孕酮的明胶胶囊,血清孕酮水平在 6～12 小时后快速达到最大值(5ng/mL)。然后,血清浓度维持在这一水平约 24 小时,在 72 小时后仍维持高于基线的水平。在代谢产物中,5α-孕烷醇酮在 2 小时后达峰值(3.5ng/mL),而 5β-孕烷醇酮没有变化。DOC 水平存在个体差异性,一些女性中,给药 4 小时后可从 30pg/mL 升高至 100pg/mL。含有 400mg 孕酮的阴道栓剂在给药 5 小时后达峰值(16ng/mL)。

一种无药理活性的油中水型乳胶制成的阴道凝胶[含有 45mg(4%)或 90mg(8%)孕酮],有生物黏附特性且可持续释放孕酮。90mg 的剂量可使血清孕酮在给药 8 小时后达峰值(10ng/mL),24 小时后降至 3ng/mL。给予绝经女性 100μg 经皮吸收的雌二醇,后续每隔 1 天给予含有 45mg、90mg 或 180mg 孕酮的阴道凝胶,给药 7 小时血清孕酮的浓度分别为 4ng/mL、6ng/mL 及 7.5ng/mL。给进行雌激素治疗的绝经女性植入每日释放 10mg 孕酮的阴道环,在 24 小时后血清孕酮水平可达 15ng/mL,此后几周缓慢下降,在 12 周后浓度降至 2ng/mL。在泌乳女性中,为避孕植入阴道环,血清孕酮最高浓度为 11ng/mL,在 4 周、9 周及 16 周后测得的浓度分别为 8ng/mL、5ng/mL 及 3ng/mL。

药效学:绝经期女性经皮给予 100μg 雌二醇治疗,在 15～27 天隔日给予含有 45mg、90mg 或 180mg 孕酮阴道凝胶治疗,所有患者子宫内膜完全转变为分泌期的。同样,绝经后女性连续 0.625mg CEE 治疗 3 个周期,在 17～27 天隔日给予含有 45mg 与 90mg 孕酮阴道凝胶,可使所有患者子宫内膜转成分泌期的或萎缩,从而防止子宫内膜增生。这种高效性支持经阴道的孕酮可直接扩散到子宫的假设。对于进行经皮雌二醇治疗的绝经女性,使用每日释放 5mg 或 10mg 孕酮的阴道环可起到保护子宫内膜的作用。

(3)肌内给药:肌内注射 100mg 油状孕酮 8 小时后,血清孕酮可快速达到最大值 40～80ng/mL。此后血清浓度逐渐下降,在 48 小时后降至 6ng/mL。20-二氢-孕酮的最大血清浓度为 4～16ng/mL,17α-羟孕酮的最大浓度为 0.8～2.7ng/mL。

(4)经皮给药:关于经皮给药的研究较少,因为通过这种途径给药获得的血清孕酮浓度比黄体期还低,它对子宫内膜的保护作用存疑。

2. 孕酮衍生物

(1)甲羟孕酮:药代动力学上,甲羟孕酮(medroxyprogesterone acetate,MPA)不会像口服途径一样出现第一阶段的失活,且生物利用度达 100%。绝经女性经每日 1mg 或 2mg 戊酸雌二醇及 2.5mg 或 5mg MPA 治疗 2 周后,血清 MPA 浓度在 1.5～2 小时后快速升高至最大值。运用 2.5mg MPA,在 <60 岁年龄组中血清 MPA 的峰值为 0.3ng/mL,>65 岁年龄组中峰值为 0.45ng/mL。而运用 5mg MPA 时分别为 0.6ng/mL 及 0.9ng/mL。如每日服用,在治疗 3 天后可达稳态浓度。

在血液循环中,88% 的 MPA 与白蛋白结合,但不与 SHBG 或 CBG 结合。MPA 可部分蓄积于脂肪组织中。其半衰期为 2.2 小时($t_{1/2\alpha}$)及 33 小时($t_{1/2\beta}$)。主要的代谢途径为羟化反应。

药效学:MPA 可对抗雌激素诱导的子宫内膜增生作用。一般情况下,对于正在进行序贯或周期 HRT 绝经女性,给予日剂量 5～10mg 足以预防子宫内膜异常增生,而连续联合 HRT 只需 2.5mg MPA。尽管 MPA 可与醛固酮受体结合,但它却没有盐皮质激素或抗盐皮质激素受体活性。但 MPA 可与糖皮质激素受体结合展现出糖皮质激素活性。在生理学浓度范围,MPA 可上调凝血酶受体,刺激其在血管壁的凝血作用(表 4-5)。每周肌内注射 1200mg MPA 可显著减少 ACTH 的释放及减少血浆皮质醇浓度 75%。患者长期每日 400mg MPA 治疗可导致库欣综合征。另一方面,哮喘患者长期接受泼尼松龙每日 10～20mg 的治疗,每 6 周肌内注射 MPA 200mg,可通过竞争性拮抗糖皮质激素受体逆转糖皮质激素引起的骨质疏松症进展。MPA 也可能是治疗自身免疫性疾病、炎症性疾病的替补治疗。

表 4-5　各种类固醇激素对糖皮质激素受体的相对亲和力
及体外对血管平滑肌细胞凝血酶受体的表达作用

类固醇激素	上调凝血酶受体	糖皮质激素受体相对亲和力
地塞米松	＋＋	100％
甲羟孕酮	＋	29％
孕二烯酮	＋	27％
3-酮-去氧孕烯	＋	14％
孕酮	＋	10％
左炔诺孕酮	－	1％
诺孕酯	－	1％
炔诺酮	－	0％
炔雌醇	－	0％

注：－，无作用；＋，作用较强；＋＋，作用很强。

MPA 没有抗雄激素的作用，但有弱雄激素特性。MPA 不会抵抗雌激素诱导的三酯甘油和高密度脂蛋白胆固醇的水平升高，每 2 周 MPA 治疗可能会降低高密度脂蛋白水平。每日 10mg MPA 在不影响脂质代谢的情况下可导致糖耐量受损。存在雌激素的禁忌证但伴有血管舒缩症状女性每日服用 20～40mg MPA 可改善症状。

（2）醋酸甲地孕酮（megestrol acetate，MGA）：激素结构与 MPA 相似。口服 4mg MGA，3 小时后测血清 MGA 浓度达最大值 7ng/mL。它的生物学利用度为 100％，血液循环中绝大多数 MGA 与白蛋白结合，因为它对 SHBG 或 CBG 没有亲和力。主要代谢途径为羟化反应。

与 MPA 相似，20～40mg MGA 可改善血管症状。MGA 有糖皮质激素活性。对于癌症患者，给予高剂量 MGA 治疗可引起库欣综合征、新发糖尿病或原有糖尿病的加重、肾上腺素的缺乏。给予绝经女性连续联合（2mg 雌二醇＋5mg MGA）治疗可降低高密度脂蛋白胆固醇及低密度脂蛋白胆固醇水平，但对三酯甘油无影响，提示 MGA 有促成雄性性状的活性。

（3）醋酸氯地孕酮（chlormadinone acetate，CMA）：与 MPA 及 MGA 相反，孕酮衍生物 CMA 有 20％～30％的抗雄激素活性。因为低的首关代谢，口服后的生物利用度近 100％。与其他孕酮衍生物相似，CMA 在脂肪组织蓄积，在子宫内膜、肌层、宫颈及输卵管中储存。因此，CMA 的清除相对较慢，在应用 7 天后大约 74％被排泄。在口服 2mg CMA 及 30μg EE 2 小时后，血清 CMA 的浓度达最大值 1.6ng/mL。每日给予 CMA，2 周后血清 CMA 浓度达稳态。CMA 对 SHBG 及

CBG 没有亲和力,血液循环中 97%～99% 的 CMA 与白蛋白结合。CMA 的半衰期为 2.4 小时($t_{1/2\alpha}$)及 38 小时($t_{1/2\beta}$)。主要代谢途径为羟基化和去乙酰化,代谢产物是共轭硫酸盐类及葡糖醛酸苷,后者经肾排泄,前者由胆汁排泄,在结肠中水解并重吸收。2～4mg CMA 可以升高体温 0.2～0.5℃,15～20mg CMA 可改善潮热症状,每日给予 5mg CMA 可显著降低动脉中二氧化碳分压并增加通气量。

(4)醋酸环丙孕酮:动物实验显示,醋酸环丙孕酮(CPA)具有高的抗雄激素活性。CPA 可竞争性抑制内源性雄激素与其受体结合,且呈剂量依赖性。CPA 有一些糖皮质激素特性,它对血管壁、免疫系统的影响尚未阐明。经口服给药的 CAP 的生物利用度接近 100%。口服 2mg CPA 可达峰值浓度 11ng/mL。因为 CPA 对 SHBG 及 CBG 没有亲和力,血液循环中 93% 的 CPA 与白蛋白结合。CPA 在脂肪组织蓄积,半衰期为 2～8 小时($t_{1/2\alpha}$)及 60 小时($t_{1/2\beta}$)。每日给予高剂量的 CPA,它在脂肪组织中的蓄积可导致累积效应。主要代谢途径为羟基化和去乙酰化,同时保留 D4-双键。在治疗严重痤疮及多毛时,可口服或肌内注射高剂量的 CPA。

(5)地屈孕酮(dydrogesterone,DYD):类固醇激素的共同结构是一个平面上排列的 4 个环,这种结构通过反式取向维持。DYD 是孕酮的立体异构体,在 C6 及 C7 上有一个双键。它是一种口服有效的孕激素,不产热,无镇静作用,且不抑制促性腺激素的释放及排卵。它有弱的抗盐皮质激素的活性、微弱的促雄激素的活性及糖皮质激素活性,无抗雄激素的活性。每日口服 10～20mg DYD 可使增殖期子宫内膜完全转化为分泌期子宫内膜。DYD 半衰期($t_{1/2\beta}$)为 5～7 小时,24 小时内 85% 的剂量被排泄。主要代谢途径为 20-酮基的还原反应、羟化反应。主要代谢产物为 20α-双氢地屈孕酮。绝经女性进行 1mg 雌二醇及 10mg 或 20mg 地屈孕酮的序贯治疗可引起大多数患者子宫内膜转成分泌期子宫内膜或萎缩,从而阻止子宫内膜增生的发展。

3. 去甲基孕烷衍生物

(1)普罗孕酮(promegestone,PMG):有孕激素及抗雌激活性,在 HRT 中的应用剂量为每日 0.5mg。它有弱的糖皮质激素活性,但是没有抗盐皮质激素活性。它不与雄激素受体结合,没有促雄激素活性或抗雄激素活性。PMG 主要与白蛋白结合,但是不与 SHBG 结合,与 CBG 有弱的亲和力。口服途径用药 1～2 小时后达血药浓度最大值。主要代谢途径为羟基化反应。每日给予绝经妇女 0.5mg PGM 对血清 SHBG、血管紧张素、抗纤维蛋白酶、脂质及脂蛋白的浓度无明显影响。

(2)曲美孕酮(trimegestone,TMG):在去甲孕烷衍生物中活性最强,每日 0.1mg 即可使子宫内膜转变成分泌期的子宫内膜。在口服 1mg TMG 后,在 0.5 小时内达最大浓度 25ng/mL。半衰期为 13.8 小时,在循环中,98% 的 TMG 与白蛋白结合。TMG 无糖皮质激素活性及雄激素活性,有弱的抗盐皮质激素活性。主要的代谢途径为羟化反应,代谢产物 1β-羟化-TMG 及 6β-羟化-TMG 有明显的孕激素活性,不与其他甾体受体结合。每日给予 2mg 雌二醇,在第 15～28 天每日添加 0.5mg TMG,持续 13 个周期后,85% 女性的子宫内膜可萎缩或转为分泌期的,子宫内膜异常增生(不含非典型增生)的发生率为 1.9%。TMG 不能抵抗雌激素诱导的血脂代谢改变。

(3)醋酸诺美孕酮(nomegestrol acetate,NMA):口服 5mg NMA,4 小时内可达血清峰值浓度(8ng/mL),其生物学利用度为 63%,半衰期($t_{1/2\beta}$)为 35～50 小时,98% 的 NMA 与白蛋白结合。每日 1.25mg NMA 可抑制排卵,但不能抑制卵泡的生长,每日 2.5mg 及 5mg 可同时抑制卵泡生长及排卵。NMA 抗雄激素活性介于 CMA 与 CPA 之间。但是它没有糖皮质激素活性、抗盐皮质激素活性、雄激素活性,不影响血清 SHBG、CBG、血管紧张素原、HDL-CH、LDL-CH、纤维蛋白素原或纤溶酶的浓度,但是可增加抗纤维蛋白酶,降低三酰甘油。NMA 不能抵抗雌激素诱导的血脂代谢改变。

4.去甲基睾酮衍生物

(1)炔诺酮(NET)及醋酸炔诺酮(norethisterone acetate,NETA):口服给药后,NETA 在肝脏及肠道迅速水解为 NET。因此,2 种化合物的药代动力学及药效学相似。口服 NET 或 NETA 的生物学利用度为 40%～80%。在血液中,36% 的 NET 与 SHBG 结合,61% 的与白蛋白结合。它的半衰期为 1.5 小时($t_{1/2\alpha}$)及 9.5 小时($t_{1/2\beta}$)。主要代谢途径为还原 △4-双键生成 5α-双氢-NET 或 5β-双氢-NET,进一步还原 3-酮基生成 3,5-四氢化-NET 四异构体。5α-双氢-NET 对雄激素受体有较高的亲和力,所以 NET 有雄激素活性。口服 0.5mg NETA,在 1 小时内 NET 达血清最大浓度 5ng/mL。口服 1mg 时,血清最大浓度为 5～10ng/mL。联合给予 1mg 雌二醇后,NET 血清浓度无变化。口服给药 1mg NETA 及 2mg 雌二醇后,NET 在 1 小时内达峰值浓度 8.5ng/mL。口服 2mg NET 后,血清的峰值浓度为 12ng/mL,24 小时后 NET 的浓度降至基线水平。联合给予雌二醇及 NET 可致 NET 的血清浓度升高 38%,在给药 30 分钟内达平均峰值浓度 7.4ng/mL。NET 没有糖皮质激素活性或抗盐皮质激素活性。

(2)左炔诺孕酮(LNG):有少量雄激素活性,但是没有糖皮质激素活性或抗盐皮质激素活性。

口服给药:LNG 的生物学利用度为 95%。年轻女性口服 150μg LNG 1～2 小时后血清浓度为 4.3ng/mL。在摄入 50μg LNG 及 30μg EE 1 小时后,LNG 血清峰值浓度为 2.0ng/mL,100μg LNG 及 20μg EE 时 LNG 血清峰值浓度为 2.4ng/mL,而 125μg LNG 及 30μg EE 的 LNG 血清峰值浓度为 4.3ng/mL。绝经女性进行 2mg 雌二醇及 0.3mg LNG 治疗 1 小时后,血清浓度为 6.2ng/mL,此后以 32 小时

的半衰期逐渐降低。在血液中,48%的 LNG 与 SHBG 结合,50%的与白蛋白结合。其半衰期为 1 小时($t_{1/2\alpha}$)及 24 小时($t_{1/2\beta}$)。因为它有雄激素活性,单纯口服 LNG 治疗可减少 SHBG 浓度,而联合雌激素治疗时可增加 SHBG 浓度。主要的代谢途径为还原△4-3-酮基及羟化反应。

子宫内给药:详见本章第三节左炔诺孕酮宫内缓释系统

(3)地诺孕素(DNG):DNG 的分子结构及激素类型不同于其他去甲基睾酮衍生物,在它的 C17α 位置上没有乙炔基而有氰甲基。乙炔基的缺乏与 CYP 酶有关,该酶通过氧化激活乙炔基生成乙炔基类固醇。CYP 酶与卵巢甾体激素的合成及失活、孕激素的乙炔基化有关,从而直接破坏卵泡活性,抑制激素自身的分解。所以 DNG 的使用剂量较其他去甲基睾酮衍生物高。DNG 是唯一一个无雄激素活性的去甲基睾酮衍生物,但是有抗雄激素活性,该活性为 CPA 的 30%。尽管对 PR 的相对亲和力较低,但 DNG 对子宫内膜有较强的孕激素活性,每周期的转化剂量为 6.3mg,与 LNG 相似,这可能由于口服给药后血清 DNG 浓度较高,因此细胞内浓度也较高。DNG 也无雌激素活性、糖皮质激素活性或抗盐皮质激素活性,也不能抵抗雌激素诱导的肝脏某些血清蛋白的改变。口服 DNG 可被快速吸收,生物学利用度为 95%,但是它的半衰期相对较短($t_{1/2\beta}$ 为 9.1 小时)。口服给予 2mg DNG 及 30μg EE 2 小时后,血清 DNG 达峰值浓度 53ng/mL,接下来 24 小时内迅速降低至 7ng/mL。主要代谢途径为△4-3-酮基的还原反应、羟化反应及氰基的去除。

5.螺内酯衍生物屈螺酮

螺内酯衍生物屈螺酮(drospirenone,DRSP)为 17α-螺内酯的衍生物,它的化学结构与醛固酮抵抗物螺内酯相似。DRSP 与 PR 有中度的亲和力,与盐皮质激素受体有高亲和力,但与雄激素受体的亲和力较低。DRSP 在子宫内膜的孕激素活性相当于 LNG 的 10%。因此,在 HRT 中需每日给予 3mg DRSP。因为 DRSP 有很强的抗盐皮质激素活性,育龄期女性只需 2mg 即可增加钠外排。DRSP 的抗雄激素活性为 CPA 的 30%,它没有雌激素活性及糖皮质激素活性。

DRSP 的口服生物学利用度为 76%～85%。在循环中,它不与 SHBG 及 CBG 结合,主要与白蛋白结合,血浆中游离的 DRSP 占 3%～5%。口服给予 3mg DRSP 后,在 1～2 小时内峰值浓度达 35ng/mL,24 小时后测得的浓度为 20～25ng/mL。多次给药后,DRSP 可在血中蓄积。在联合雌激素加 DRSP 治疗时,7～10 天后峰值浓度可达 60ng/mL。DRSP 的半衰期为 1.6 小时($t_{1/2\alpha}$)及 27 小时($t_{1/2\beta}$),主要代谢途径为打开内酯环形成酸基及还原△4-双键。

(三)孕激素类药物的作用机制

孕激素的主要靶器官为子宫内膜。临床或体外实验评估合成孕激素的潜在活性时常以子宫内膜为研究终点。孕酮及合成孕激素的不同活性,一方面,取决于在基因组水平与孕激素受体相互作用(孕激素受体有 2 种形式 PRA、PRB);另一方面,与细胞膜上的位点结合通过非基因组作用活化,如可通过干扰其他信号传导通路起作用。而且,根据它们的化学结构,孕酮可与核受体超家族的其他受体结合,如雄激素受体、糖皮质激素受体、盐皮质激素受体,还可与激动剂或拮抗剂结合。因此,由于孕激素的结构不同,它们的激素活性可能不同。

根据甾体激素的化学结构,孕激素与其受体结合后可引起特殊的结构改变。激素调节靶基因是通过与甾体受体结合成二聚体,干扰不同的转录因子,与包含孕酮反应元件的启动子相互作用。不考虑亲和力,孕酮与受体结合后可能会引起拮抗效应,原因可能是甾体受体构象的复杂性,这种构象复杂性易引起相互激活或相互抑制,从而增加或降低转录活性。一般情况下,PRA 起转录抑制作用,而 PRB 起激活作用。PRA 不仅可抑制 PRB 的作用,而且可抑制雌激素受体(estrogen receptor,ER)、雄激素受体及盐皮质激素受体。

在大多数组织中,孕酮的生物学作用依赖于雌激素的存在,因为雌激素对诱导 PR 起关键作用。在卵泡期,雌二醇与 ERα 结合可上调子宫内膜腺上皮的 PRA 及 PRB,而在子宫内膜间质 PRB 的表达高于 PRA。血管周细胞 PRA、PRB 适度表达,而血管内皮细胞不表达 PRA、PRB。孕激素可由 PRB 介导引起转录、子宫内膜上皮分泌期和增殖期、间质的差异。在黄体期,孕酮抑制子宫内膜腺上皮及间质 ERα、ERβ 的表达。在 PRA 的介导下,ER 的表达降低及雌激素依赖的上皮细胞的增殖可受到抑制。与此类似,孕激素可在 PRA 的介导下抑制腺上皮 PRA、PRB 的表达,抑制子宫内膜间质雄激素表达。因为孕激素仅抑制子宫内膜腺上皮 PR 的表达,在间质及子宫肌层无此效应,所以在黄体期孕激素对子宫内膜的作用不包括间质 PR。在灵长类乳腺组织中,孕激素抑制 ERα 及 PR 的表达,但是孕激素不抑制雌激素诱发的乳腺上皮细胞的增殖,反而有增强作用。对于 PR 阳性的乳腺上皮细胞,孕激素没有促进增殖作用。

在异常子宫出血的治疗中,孕激素的主要作用是使雌激素作用的子宫内膜从增殖期转为分泌期,并使间质形成稳定的蜕膜前结构,使子宫内膜获得正常月经流血的自限机制。孕激素在子宫内膜的抗雌激素作用与 ER 的表达受抑制及 17β-羟化类固醇脱氢酶 2(17β-hydroxysteroid dehydrogenase type 2,17β-HSD2)的激活有关。孕激素通过旁分泌机制激活 17β-HSD2。孕激素与子宫内膜间质细胞 PRB 结合诱导旁分泌因子的释放,旁分泌因子刺激子宫内膜上皮细胞合成转录因子 SP1 和 SP2,它们均可激活子宫内膜上皮的 17β-HSD2 表达。

第二节 复方口服避孕药

一、概述

(一)复方口服避孕药

复方口服避孕药(combined oral contraceptives,COC)是含有低剂量雌激素和孕激素(与女性体内天然的雌激素和孕激素相似)的复合甾体激素制剂。其应用始于 20 世纪 60 年代初,主要通过抑制排卵发挥避孕作用。

既往的研究已表明,在连续 3 个月内不断增加天然黄体酮($50\sim300$mg/d)和已烯雌酚($5\sim30$mg/d)的剂量会导致一个无排卵的假孕。口服高活性孕激素合并炔雌醇甲酯的组合使得口服避孕药有了很大的进展。

COC 不断发展,体现在以下 3 个方面。①雌激素剂量由 150μg 减少到 $30\sim35\mu$g,甚至 20μg。②发现和应用更具有天然孕激素特性、不同类型的孕激素:第 1 代孕激素有较强的雄激素作用,现已少用;第 2 代的避孕效能更高;第 3 代与第 2 代相比,其抑制排卵的作用更强,且几乎无雄激素作用。新型孕激素有类似天然孕酮的生理活性,并具有抗雄激素的作用,有些还具有抗盐皮质激素的作用。③不断改进 COC 给药方案,从最初模仿自然的 28 天月经周期,到现代 COC(组分中孕激素更新、更高效)的 21 天活性激素摄入期、7 天无激素间期,通过人为降低雌激素和孕激素的血液浓度来诱导每月的撤退性出血。近年来研发出无激素间期更短的 COC(如 24/4 方案:24 天活性激素摄入期与 4 天无激素间期)能更好地抑制排卵并减少激素水平的波动,从而有可能降低激素撤退相关症状的发生率和严重程度。

(二)复方口服避孕药的避孕应用

COC 避孕的主要机制:① COC 通过抑制排卵、改变子宫颈黏液性状、改变子宫内膜形态及功能、改变输卵管功能等多环节共同作用达到控制生育的目的。②COC 具有高效、简便、可逆等优势。正确使用 COC 的避孕有效率可达 99% 以上。③COC 适用于健康育龄期女性的常规避孕,在使用时需排除 COC 禁忌证及风险因素。

研究表明,避孕药物的使用可以有效避免孕产妇死亡,如果避孕需求被满足,每年将使孕产妇死亡率降低 29%。大多数 COC 的给药方案:于月经周期第 $1\sim5$ 天开始服用,每天 1 片;停药 $4\sim7$ 天,停药期间有少量阴道流血即撤退性出血。世界卫生组织(World Health Organization,WHO)关于 COC 避孕效果的研究发现,导致 COC 避孕失败的主要原因是服药不规律和漏服。当 1 个月经周期中漏服 3 片甚至更多片时,妊娠的可能性大。另外,如果同时使用影响肝酶代谢的药物,也会对 COC 的避孕效果产生影响。

使用 COC 的女性认为,这种避孕方法能够由自己控制,并可以随时停用,不影响性生活。目前,已知的 COC 健康风险罕见,对大多数育龄期健康女性都安全和适用。

二、复方口服避孕药在异常子宫出血中的应用

COC 对各种无结构性改变(包括排卵功能障碍、子宫内膜局部异常、凝血相关疾病和医源性因素)导致的 AUB 有不同程度的治疗作用。而 COC 在用药初期或用药方法不当时又会导致 AUB 的发生。

COC 可减少月经量,周期性使用可规律月经周期,连续使用可长期抑制月经。无证据证明不同 COC 的治疗效果不同,周期服用 COC 和连续服用 COC 均有效,而周期服用产生规律的撤退性出血,连续服用 COC 可延长月经周期。连续服用 COC 比周期服用 COC 减少出血时间和量的作用更强,但突破性出血和点滴出血症状增多。COC 用于止血治疗,建议每次 1~2 片,每 8~12 小时服用 1 次,血止 3 天后逐渐减量至每天 1 片并维持至本周期结束。对于出现中重度贫血的患者,可增加 COC 的服药天数以推迟月经,待贫血改善后停药,从而发生撤退性出血。为调节月经周期,一般在止血用药发生撤退性出血后,周期性使用 COC 3 个周期,病情反复者可酌情延长至 6 个周期。

关于 COC 治疗排卵功能障碍相关 AUB 的效果,临床研究发现,与单纯雌激素或单纯孕激素相比,COC 的止血率更高、止血所需时间更短。但相关的随机对照研究较少,关于哪种治疗方法或哪种制剂更加有效,目前尚不能得出结论。对于青少年排卵功能障碍相关 AUB 者,推荐选择低剂量 COC($20\sim35\mu g$ 炔雌醇),尤其是伴有多毛症和雄激素过多症者,COC 抑制卵巢和肾上腺产生雄激素,增加SHBG,进一步减少游离雄激素,改善痤疮和多毛症状,有助于恢复月经周期。

子宫内膜局部异常所致 AUB 表现为月经周期规律,但月经量过多或经间期出血。系统评价显示,COC 可使出血量减少 $35\%\sim69\%$,效果劣于左炔诺孕酮宫内缓释系统(使出血量减少 $71\%\sim95\%$),但优于非甾体消炎药(使出血量减少 $10\%\sim52\%$)。

凝血相关疾病所致 AUB 表现为月经量过多,治疗时应首先纠正凝血功能,使用 COC 可减少出血量。

导致医源性 AUB 的因素包括使用外源性激素、宫内节育器、影响性激素水平的非性激素类药物及干扰凝血功能的药物等,使用外源性激素类避孕制剂及宫内节育器是医源性 AUB 的主要原因。需评估 COC 使用方法有无不当以及有无与其他药物相互作用导致药物吸收不良等,必要时行妊娠试验以排除妊娠,并确认出血来源于子宫。使用外源性激素类避孕制剂的最初 3 个月内出现 AUB 比较常见,继续使用同样的制剂至少 3 个月后 AUB 有可能自然好转;对于 3 个月后的持续性出

血,可换含雌激素剂量更高的 COC。宫内节育器(不含激素成分)对子宫内膜的机械性刺激导致宫腔内纤溶酶原激活物、纤溶酶活性增加,是发生 AUB 的主要原因。随机对照研究显示,COC 能够有效治疗放置宫内节育器导致的 AUB。

三、复方口服避孕药的不良反应、使用禁忌及风险

(一)COC 的常见不良反应

1. 类早孕反应

少数女性常在服药第 1~2 月经周期发生,如轻度的恶心、食欲不振、头晕、乏力、嗜睡、呕吐等,继续服药后即可自行改善。

2. 阴道流血

一般发生在服药初期,表现为点滴出血或月经样突破性出血。较常见的原因包括服药初期一些女性体内激素水平波动、漏服、不定时服用、服药方法错误或药品质量下降等。可在医生检查指导下处理。

3. 月经量减少或停经

COC 会抑制子宫内膜增殖,导致月经量减少或停经。出现月经量减少时一般不需要处理,因为不影响健康,停药后自行恢复正常。对停经的女性,需排除妊娠的可能。若使用者确实不能接受月经量减少或停经,根据具体情况可停用或更换其他避孕方法。

4. 乳房胀痛

一般不需要处理,随服药时间延长,症状可自行消失。

5. 体重增加

少数女性服药后发生水钠潴留,表现为体重轻度增加,不影响健康。若体重增加明显可以停药观察。

6. 皮肤褐斑

少数女性服药后出现皮肤褐斑,日晒后加重,不影响健康,停药后多能自行减退。

7. 少数情况

极少数使用者可出现精神抑郁、头晕、乏力、性欲减退、皮疹、皮肤瘙痒等。

(二)COC 的使用禁忌及风险

1. COC 禁忌证及慎用情况

详见表 4-6、表 4-7。

表 4-6　COC 的禁忌证

类别	描述
个人情况和生育史	母乳喂养产妇:产后＜6 周 产后未哺乳且合并其他 VTE 风险因素的女性:产后＜21 天[WHO 3 级(慎用)或 WHO 4 级(禁忌)] 吸烟:年龄≥35 岁且每天吸烟≥15 支
心血管疾病	冠状动脉疾病多风险因素,如老龄、吸烟、糖尿病、高血压(WHO 3 级或 WHO 4 级) 高血压:收缩压＞160mmHg 或舒张压＞100mmHg 或伴血管疾病 DVT 或 PE:DVT 或 PE 病史,急性 DVT 或 PE,DVT 或 PE 且已经抗凝治疗,长期制动的大手术 血栓形成相关突变,如凝血因子 V Leiden 突变,凝血酶原突变,蛋白 S、蛋白 C、抗凝血酶缺陷 缺血性心脏疾病史或目前正在患病 卒中(脑血管意外)病史 复杂性瓣膜性心脏病:肺动脉高压、房颤风险、亚急性细菌性心内膜炎病史
风湿性疾病	抗磷脂抗体阳性或原因不明的 SLE
神经系统情况	持续的无先兆偏头痛,且年龄≥35 岁 有先兆的偏头痛
生殖系统情况	目前患乳腺癌
内分泌情况	糖尿病合并肾、视网膜或神经病变(WHO 3 级或 WHO 4 级) 糖尿病合并其他血管病变(WHO 3 级或 WHO 4 级) 糖尿病病史＞20 年(WHO 3 级或 WHO 4 级)
胃肠道情况	初发的病毒性肝炎急性期或发作期 重度肝硬化(失代偿性) 肝细胞性腺瘤或肝细胞癌

注:VTE,静脉血栓栓塞;DVT,深静脉血栓形成;PE,肺栓塞;SLE,系统性红斑狼疮。

表 4-7　COC 的慎用情况

类别	描述
个人情况和生育史	母乳喂养产妇:产后≥6 周且＜6 个月 产后未哺乳且未合并其他 VTE 风险因素的女性:产后＜21 天 产后未哺乳且合并其他 VTE 风险因素的女性:产后≥21 天且≤42 天[WHO 2 级(酌情使用)或 WHO 3 级(慎用)] 吸烟:年龄≥35 岁且每天吸烟＜15 支

续表

类别	描述
心血管疾病	高血压病史且不能评估血压（包括妊娠期高血压） 充分控制的高血压且血压可被评估 血压 140～159/90～99mmHg 已确诊的高脂血症（WHO 3 级或 WHO 2 级）
神经系统情况	持续的无先兆偏头痛，且年龄<35 岁 初发的无先兆偏头痛，且年龄≥35 岁
生殖系统情况	乳腺癌病史：近 5 年未发病
胃肠道情况	有症状且正在治疗的胆囊疾病 正在发病的有症状的胆囊疾病 使用 COC 后相关的胆囊炎病史

注：VTE，静脉血栓栓塞。

2.COC 使用的相关风险

（1）COC 与生育的关系：COC 对生育的影响是可逆的，停药后即可恢复。COC 本身无致畸作用，不增加胎儿先天性畸形的风险，对染色体无影响。COC 对生育力有保护作用。

若坚持正确使用 COC，使用 COC 期间可避免妊娠，停用后即可恢复生理周期和生育力，停药第 1 个月经周期就可以恢复排卵，恢复生育功能。而且，对停用 COC 后的妊娠无影响。使用 COC 期间妊娠或妊娠期间误服了 COC，并不增加胎儿先天性畸形的风险，不会导致新生儿致畸。而且，停药后即可妊娠，无须等待 3～6 个月。

另外，COC 对生育力有保护作用。首先，COC 具有可靠的避孕效果，可减少非意愿妊娠（宫内妊娠或异位妊娠），从而减少了因流产导致的各种并发症及对生育的影响。其次，COC 还能调节月经，使女性免于月经失调所致的疾病。最后，COC 还能减少盆腔感染的发生，从而对输卵管的功能起到保护作用。COC 使用者异位妊娠的发生风险可减少 90％。

（2）COC 与心血管疾病的关系：COC 使用与静脉血栓栓塞（venous thrombo-embolism，VTE）、脑卒中和心肌梗死等心血管疾病风险增加相关，这一直是 COC 安全性方面的重要关注点。当前的观点如下。

COC 使用与 VTE：VTE 发生风险与多种因素有关，包括高龄、肥胖、妊娠或产后、凝血因子基因突变、VTE 家族史和个人史、使用雌激素和孕激素、制动、手术或意外、长途飞行等。COC 中雌激素的剂量与 VTE 发生风险有关，降低 COC 中的雌激素（炔雌醇）含量，能明显降低 VTE 的发生风险。WHO 建议使用小剂量 COC，即 COC 中炔雌醇含量≤35μg。但使用小剂量 COC 发生 VTE 的风险并没有降至 0。VTE 是小剂量 COC 的一种罕见不良事件，VTE 发生风险显著低于妊娠或产后。未妊娠、非 COC 使用者的 VTE 发生率为 5/10000，COC 使用者为 9/10000，而妊娠女性为 29/10000。

使用 COC 的初期（第 1 年）VTE 发生风险最高，使用时间越长，风险越低。若使用间断 4 周以上，则再次使用的初期风险也会增加。

凝血因子 V Leiden 突变是目前已明确的与 VTE 相关的遗传缺陷。因此，识别危险因素（如年龄、个人史、家族史、肥胖等）是降低使用 COC 女性 VTE 发生风险的关键。

COC 使用与动脉血栓栓塞：动脉血栓栓塞（包括脑卒中和心肌梗死）发生风险与多种因素有关，主要包括高龄、吸烟、高血压、肥胖、糖尿病、脂代谢异常等。COC 使用者中所有类型的动脉事件总发生率非常低（1/10000～3/10000）。识别危险因素是降低使用 COC 女性动脉血栓栓塞发生风险的关键。

关于含不同孕激素的 COC 与心血管疾病发生风险的争议始于 20 世纪 90 年代。根据多年的争论，总结证据，可得到目前的结论：第 3 代 COC（含孕二烯酮、去氧孕烯）发生 VTE 的风险略高于第 2 代 COC（含左炔诺孕酮），而含屈螺酮的 COC 发生 VTE 的风险介于第 2 代与第 3 代之间。第 2 代 COC 发生动脉血栓栓塞（脑卒中和急性心肌梗死）的风险高于第 3 代 COC、含屈螺酮的 COC。全面评估表明，使用新型 COC（第 3 代 COC、含屈螺酮的 COC）利大于弊，总体获益优于第 2 代 COC。

总之，心血管疾病发生是多因素共同作用的结果。有高危因素存在时，如吸烟、肥胖、高血压、脂代谢异常、有血栓疾病史等，会增加 COC 使用者发生心血管疾病的风险。但 COC 在健康女性中使用时心血管疾病发生的绝对风险极低。临床医生在应用 COC 时应排除禁忌证，对有高危因素的女性应根据实际情况而定，以求获益最大，风险最小。

（3）COC 与恶性肿瘤的关系：健康女性使用 COC 可降低卵巢癌、子宫内膜癌和结直肠癌的发生风险；不增加或轻微增加乳腺癌的发生风险；可增加子宫颈癌的发生风险，但不是子宫颈癌的主要风险因素。

COC 与卵巢癌：COC 可降低卵巢癌的发生风险。首次服用的年龄越小，服用时间越长，卵巢癌的发生风险越低。这种风险降低在停用 COC 后可持续近 30 年。

COC 与子宫内膜癌：COC 可显著降低子宫内膜癌的发生风险。随着持续使用 COC 时间的延长，对预防子宫内膜癌的保护作用也逐渐增加，即使停用 COC 多年，对子宫内膜癌的保护作用仍持续存在。

COC 与乳腺癌：在 COC 使用情况与乳腺癌的风险关系方面，不同研究的结论不一致，大多数研究的结论为无论近期还是以前使用过 COC，乳腺癌的发生风险均与同龄的未使用者无明显差异或仅轻微增加；长期使用 COC 的女性中，乳腺癌的发生风险也未增加或仅轻微增加；即使在那些显示使用 COC 的女性乳腺癌发生风险轻微增加的研究中，这种风险也会在停用 COC 10 年内逐渐消失。有乳腺癌家族史的女性使用 COC 后，其乳腺癌的发生风险并未进一步增加。总之，COC 不增加或仅轻微增加乳腺癌的发生风险。有乳腺癌家族史的女性也可以合理选择使用 COC，在使用的过程中，需定期随访。

COC 与宫颈癌：COC 会增加宫颈癌的发生风险，但不是宫颈癌的主要风险因素，HPV 感染是子宫颈癌的主要风险因素。COC 仅增加了感染 HPV 的女性发生宫颈癌的风险，对未感染 HPV 的女性并无影响。对曾经使用或正在使用 COC 的女性，宫颈癌的发生风险增加。有 HPV 感染并且使用 COC 超过 5 年的女性，宫颈癌发生风险增加约 3 倍。在停药后，COC 对宫颈癌的这种不利影响降低，并在 10 年后恢复到正常人群水平。生殖器官感染 HPV 的概率与避孕方法有关。避孕套、宫内节育器、宫内缓释系统均不增加宫颈癌的风险。而使用 COC 的女性往往不会同时使用避孕套，这种屏障作用减少了，增加了 HPV 的暴露。雌激素、孕激素可促进某些 HPV 的基因表达，并通过病毒基因组的激素应答及受体调节刺激宫颈细胞增殖。与其说 COC 增加了宫颈癌的发生风险，不如说 COC 增加了使用者 HPV 暴露的机会，从而增加了宫颈癌的发生风险。可以通过预防，将这种风险降至最低，建议使用 COC 的女性 1 年至少进行 1 次宫颈癌筛查，尤其是使用超过 5 年的女性。

COC 与结直肠癌：使用 COC 的女性与从未使用过 COC 的女性相比，结直肠癌的发病风险降低 15% 左右。

第三节　左炔诺孕酮宫内缓释系统

左炔诺孕酮宫内缓释系统（levonorgestrel-releasing intrauterine system，LNG-IUS）是一种 T 形宫内节育器，可维持 5 年有效，其内含 52mg 左炔诺孕酮（LNG），每日可向宫腔内持续释放 20μg LNG，5 年后约降至 10μg/d。是继口服避孕药之后可逆避孕领域的又一重大突破，它兼具宫内节育器和甾体激素避孕方法（包括口服、皮下埋植、注射等）的优点，不仅具有高效、长效的避孕效果，而且有更多的对健康的益处。

一、LNG-IUS

LNG-IUS 最初设计于 20 世纪 70 年代中期。LNG-IUS 不仅具有较高的避孕功效，而且对治疗月经过多、子宫内膜异位症、子宫肌瘤、子宫腺肌病等常见妇科疾病也有一定的疗效，并且取器后生育能力即可恢复，具有一定的可逆性。

二、LNG-IUS 的作用机制

LNG-IUS 放置至宫腔后 15 分钟即可在血清中检测到 LNG,数周后血清 LNG 浓度趋于平稳,在 150~200ng/L。LNG-IUS 使宫腔内形成高浓度孕激素的环境,对子宫内膜产生明显的抑制作用。使用 LNG-IUS 期间,子宫内膜至肌层的 LNG 浓度梯度>100 倍,子宫内膜至血清中的浓度梯度>1000 倍;也能观察到子宫内膜的形态学变化,如腺体萎缩、间质肿胀蜕膜化、动脉壁增厚等。

LNG-IUS 发挥避孕作用的机制主要包括 3 个方面:①LNG 使子宫颈黏液变厚,阻止精子通过子宫颈管进入子宫腔与卵母细胞结合;②子宫内膜高浓度的 LNG 下调了子宫内膜中 ER、PR 的表达,使子宫内膜对血液循环中的雌二醇失去敏感性,从而发挥强的子宫内膜增生拮抗作用,使受精卵无法着床;③LNG-IUS 可抑制精子在子宫和输卵管内的正常活动,抑制精子与卵母细胞的结合,从而阻止受精。

LNG-IUS 治疗月经过多的机制主要是通过宫腔内高浓度的孕激素对子宫内膜的强抑制作用,使子宫内膜萎缩变薄,可明显减少月经出血量和出血天数。同时,LNG-IUS 通过减少月经出血量和抑制前列腺素的合成,降低宫内压力、抑制子宫收缩,从而缓解痛经。

已有大量循证医学证据证实了 LNG-IUS 的诸多非避孕获益,在临床上它被广泛用于有异常子宫出血(AUB)和痛经症状的相关妇科疾病的管理,如排卵障碍性 AUB(AUB-O)、子宫内膜增生、子宫内膜异位症和子宫腺肌病等。

三、LNG-IUS 在异常子宫出血中的应用

(一)月经过多

月经过多指连续数个规则周期的经期出血量过多,每次经期出血量>80mL,诊断为月经过多。欧洲 1 项关于月经过多的大型流行病学调查显示,18~57 岁女性中月经过多的发病率达 27.2%,而处于绝经过渡期的女性约 1/3 会出现月经过多。

月经过多重在描述 1 种症状,其病因可以有多种,其中生殖系统结构性病变如子宫肌瘤(即"PALM-COEIN"病因分类中的"L")、子宫腺肌病(即"PALM-COEIN"病因分类中的"A")等约占 30%,而多种非结构性病变,如 AUB-O、全身凝血相关疾病所致 AUB(AUB-C)、医源性 AUB(AUB-I)、子宫内膜局部异常所致 AUB(AUB-E)也会表现为月经过多。

使用 LNG-IUS 后所有女性的出血量均减少,无论之前的月经出血量如何。LNG-IUS 与传统药物治疗相比,可以显著改善月经过多,改善生命质量。LNG-

IUS 与子宫内膜切除术相比疗效相当，可明显减少经血量，改善生命质量，但子宫内膜切除术对子宫内膜的作用是不可逆的；而 LNG-IUS 的治疗费用低于子宫内膜切除术，并可用于子宫内膜切除术后的继续治疗，减少术后复发率。与子宫切除术相比，LNG-IUS 可保留生育力，更容易被患者接受且费用更低。

1. 放置指征和时机

通常在月经来潮 7 天内，避开月经量多时放置。也可以在其他药物治疗减少出血或诱导闭经的情况下放置。

2. AUB-O 相关月经过多的长期管理

LNG-IUS 对于各年龄段的 AUB-O 均有效，可减少出血量，可预防不排卵对子宫内膜的长期风险，对有需求的患者而言，它是 1 种简单、有效、可逆的长效治疗方案，能实现对 AUB-O 的长期管理（证据等级为 B 级），尤其适合于绝经过渡期 AUB-O 的长期管理。

3. AUB-C 相关月经过多的首选治疗

导致 AUB 的全身凝血相关疾病主要包括凝血障碍性疾病（血友病 A、血友病 B 等）、血小板数量及功能异常性疾病（再生障碍性贫血、血小板无力症等）、血管壁异常性疾病（遗传性毛细血管扩张症）及其他系统疾病（严重肝肾功能衰竭等）四大类。此类情况多见于青少年女性，既要控制出血，又要预防再次出血，还需要保留生育功能，因此，LNG-IUS 成为控制 AUB-C 相关月经过多的首要选择，其治疗中断的可能性低，失败率低，主要不良反应为不规则出血及脱落。脱落的主要原因与月经量多有关。在放置 LNG-IUS 前先应用抗纤溶药物等减少月经量，可有效降低脱落率。另外，需要与血液科等相关科室共同协商，对原发病的控制和管理同样至关重要。

4. AUB-I 特殊人群月经过多的管理

对于血栓性疾病、肾透析或心脏支架置入术后终生使用抗凝药物（如华法林）而出现月经过多的患者，推荐使用 LNG-IUS，而使用 COC 或氨甲环酸是禁忌的。

(二)子宫内膜息肉

子宫内膜息肉是常见的子宫内膜病变之一，发病率较高。子宫内膜息肉切除术后的复发率较高，复发的高危因素包括多发性息肉、既往子宫内膜息肉切除术史、合并子宫内膜异位症或子宫内膜增生等。

子宫内膜息肉的病因与炎症、激素环境紊乱、细胞因子及其受体失调、细胞增殖凋亡失衡等有关。而 LNG-IUS 宫腔局部释放的孕激素可使子宫颈黏液变厚，降低宫腔炎症的发生率；对抗雌激素对子宫内膜的增生作用；同时可下调子宫内膜 ER、PR 及细胞增殖因子的表达、增加细胞凋亡因子的表达，均有利于预防子宫内膜息肉的复发。

已完成生育或近期无生育需求的子宫内膜息肉患者,在息肉切除术后可考虑使用 LNG-IUS,避孕的同时可降低子宫内膜息肉的复发风险。

1.放置时机

充分沟通知情同意下,宫腔镜下子宫内膜息肉切除术中即可放置。优点:①术中放置意味着立即落实降低术后复发的长期管理措施,且避免了二次手术操作,可减轻患者的痛苦和经济负担;②宫腔镜术中可直视检查 LNG-IUS 的位置,如有异常可即刻在宫腔镜直视下调整其位置,减少放置后的脱落、疼痛、出血等不良反应的发生率。

2.注意事项

(1)不能确定或怀疑子宫内膜息肉恶变的情况下,建议延缓放置。子宫内膜息肉恶变的高危因素包括绝经、绝经后出血、肥胖、糖尿病、息肉增大和使用他莫昔芬等。提示子宫内膜息肉恶变的镜下特征有息肉表面的血管增加和息肉数目增加。对于无恶变高危因素的患者,如果镜下见息肉形态似水滴、表面光滑、无增生粗大异形的血管、无腺体开口、无明显内膜异常等特征,可考虑术中放置 LNG-IUS。

(2)对于不适合术中放置者,应在手术前后加强对患者的子宫内膜息肉易复发等疾病知识的宣传教育,帮助患者建立疾病长期管理的观念。明确病理性质后,应尽早完成 LNG-IUS 的放置:①可于术后获得病理报告的当天放置,为减少放置后的点滴出血,可先搔刮子宫内膜再放置 LNG-IUS,并加用 7 天屏障避孕法以确保避孕效果;②可于月经末期放置。

(三)子宫内膜增生

子宫内膜增生是子宫内膜在长期无孕激素保护的雌激素暴露下发生的异常增生,分为子宫内膜不伴不典型增生(endometrial hyperplasia without atypia,EH)及子宫内膜不典型增生(endometrial atypical hyperplasia,EAH)。这也是 AUB 少见而主要的病因,子宫内膜不典型增生是癌前病变,临床主要表现为不规则子宫出血,可与月经稀发交替发生,少数为经间期出血。规范持续的药物干预是有效治疗子宫内膜增生,进而预防病变复发或恶变的必要措施。

EH 的药物治疗原理是不同途径补充孕激素以促进子宫内膜转化,具体方法包括 LNG-IUS 和口服低剂量孕激素。多个指南推荐将 LNG-IUS 作为无生育要求患者 EH 的首选治疗方案,可有效逆转子宫内膜增生,并减少复发。LNG-IUS 对于 EH 的逆转率>90%,明显高于口服孕激素。

EAH 为子宫内膜癌的癌前病变,首选治疗方案为子宫切除术,但对于年轻且有强烈生育要求或因各种原因不适合手术的患者,在排除保留生育功能治疗的禁忌证后,可考虑药物保守治疗。大剂量高效孕激素治疗是保留子宫的传统治疗方案。相关指南推荐将 LNG-IUS 作为 EAH 的一线方案,大剂量口服孕激素(醋酸甲地孕酮 160～320mg/d 或醋酸甲羟孕酮 200～600mg/d)为替换方案。LNG-IUS 对 EAH 的逆转率可达 90%,高于口服孕激素(约 70%)。

EAH 逆转后面临促进生育的问题,对于无不孕症病史的 EH 或轻度 EAH 患者,可尝试口服促排卵药来短期试孕。而对于合并不孕症的 EAH 患者,由于自然受孕的概率低,建议尽早接受辅助生殖技术治疗。因 LNG-IUS 在宫腔局部释放孕激素强力抑制子宫内膜增殖,不抑制排卵,所以为避免促排卵治疗过程中子宫内膜病变的复发,可采用促排卵周期中宫腔内放置 LNG-IUS 以保护子宫内膜,待准备胚胎移植前再取出 LNG-IUS。目前,对于非子宫内膜增生的辅助生殖治疗患者的观察性研究显示,放置 LNG-IUS 对获卵数、成熟卵母细胞数、赠卵周期和妊娠结局等均无不良影响。LNG-IUS 用于 EAH 和子宫内膜癌的小样本量回顾性研究也显示,使用 LNG-IUS 获得了良好的生育结局。

LNG-IUS 宫腔内缓释高效孕激素持续 5 年的特点使其在预防子宫内膜增生性病变发生及逆转后复发方面具有更大的优势。

1. 放置时机

一旦确诊应尽早放置 LNG-IUS,尽量在月经末期放置。对于子宫内膜较厚者,由于直接放置可能导致子宫内膜损伤而异常出血,可酌情考虑给予孕激素待撤药性出血后再放置 LNG-IUS 或诊刮的同时放置。

2. 应用效果评估和随访

(1)EH 患者放置 LNG-IUS 后,每 3～6 个月进行 1 次子宫内膜活检,通过病理检查评估应用效果。子宫内膜活检方式包括内膜吸取活检、诊刮或宫腔镜检查的同时诊刮。连续 2 次子宫内膜活检未见异常病变者可认为达到完全缓解而停止内膜活检。此后改为每 6～12 个月超声检查随访。对于复发的高危人群(如肥胖者、多囊卵巢综合征者等)应严密随访。对于治疗超过 12 个月仍未缓解者,建议行宫腔镜检查和病理检查,排除合并更严重病变的可能,必要时手术切除子宫。

(2)EAH 患者放置 LNG-IUS 后,每 3 个月行宫腔镜下子宫内膜活检或直接诊刮,获取子宫内膜并送病理检查以评估应用效果。连续 2 次子宫内膜活检未见异常病变者可认为达到完全缓解。此后改为每 6～12 个月超声检查和子宫内膜活检。EAH 保留生育功能的治疗一般 6～9 个月可获得完全缓解,如超过 12 个月仍为 EAH 或应用期间任何时候发现疾病进展为子宫内膜癌,应手术切除子宫。

(3)因绝大部分子宫内膜增生患者无法去除致病因素(如排卵障碍或肥胖),所以无论是 EH 患者还是 EAH 患者,均建议终生随访或随访至子宫切除。

3. 注意事项

(1)由于 LNG-IUS 通过宫腔内局部释放孕激素达到子宫内膜萎缩的效果,因此如宫腔过大可能导致 LNG 无法到达全部的子宫内膜而导致治疗失败。因此,对于宫腔较大、形态不规则等的 EAH 患者,考虑 LNG-IUS 缓释的孕激素可能无法覆盖全部子宫内膜,不建议单独使用 LNG-IUS。可选择用 GnRH-α 缩小子宫后再放置 LNG-IUS,或口服孕激素系统治疗联合 LNG-IUS 局部治疗。

(2)放置 LNG-IUS 不能完全排除子宫内膜病变复发的可能性,因此 EH 或 EAH 逆转后放置 LNG-IUS 随访的过程中,如出现 AUB、超声检查显示子宫内膜不均质或宫腔异常占位,应及时进行子宫内膜病理检查。

四、LNG-IUS 常见不良反应及处理

(一)出血模式改变

放置 LNG-IUS 后,大多数女性会出现可预期的月经模式改变。部分使用者在放置后 6 个月内可出现不规则出血和点滴出血,随后症状可逐渐缓解甚至消失。使用 LNG-IUS 前临床医务人员应充分告知使用者可能出现的出血模式改变,这样可大幅提高使用者的满意度。放置 LNG-IUS 后的不规则出血一般总出血量很少,无须特殊治疗。对于一些焦虑情绪较重、迫切希望治疗的女性,可选择 NSAID、COC、米非司酮等药物调整治疗。治疗中进行必要的妇科检查和超声检查,以确认 LNG-IUS 位置是否异常、排除其他疾病的存在以及排除妊娠的可能。如使用者经咨询指导或治疗,仍无法耐受出血模式改变的困扰,必要时可取出 LNG-IUS。

放置 LNG-IUS 1 年后部分使用者会出现闭经,为药物性月经暂停,是由于宫腔局部高浓度的 LNG 对子宫内膜产生了强的抑制作用,无法出现周期性的子宫内膜脱落,但不影响卵巢功能,所以不等同于绝经,故无须特殊治疗,取出后月经即可恢复。放置后闭经的发生率与基础月经状况有关,出血量较少、出血天数较短的女性出现闭经的可能性更大。临床上因闭经可获得更多的健康益处,可减少出血从而改善贫血,同时可避免经前期综合征。

(二)卵巢囊肿

放置 LNG-IUS 后的功能性卵巢囊肿、卵泡增大多数是在行盆腔超声检查时发现的,通常无明显症状,相对较小,可自行缓解。部分女性可有不适感,当直径>5cm 时建议密切随访,罕见情况下可能需要手术治疗。

临床上,生理性增大的卵泡与卵巢囊肿(占位性病变)要区分。绝大多数生理性卵巢囊肿在超声检查时边界清晰、透声好,在 2～3 个月的观察期内自发消失。如果持续存在,除进行超声动态监测外,建议进行其他有关的实验室检查(如肿瘤标志物)。

(三)移位、脱落

所有的宫内节育器使用中都有移位、脱落的风险。

常见的导致移位、脱落的原因有月经过多、子宫腺肌病、子宫复旧不全（中期妊娠流产后或产后）、放置时机不当等。有效避免或减少移位和脱落的方法是选择较为适宜的时机放置 LNG-IUS。建议在放置后的第 1 个月、第 3 个月，月经后行常规超声检查以确认 LNG-IUS 的位置。使用中，如突然出现出血或疼痛症状、出血量突然增加、治疗前伴有的症状复发（如月经量多、痛经），应警惕可能发生 LNG-IUS 移位或脱落。出现移位时应告知使用者避孕失败的概率可能会增加。

放置后的前几个月如发现 LNG-IUS 部分脱落，可考虑保守治疗，因为子宫峡部肌层的向上收缩力可将其推向宫底。如 LNG-IUS 末端超过子宫颈管内口则需取出。当移位的 LNG-IUS 末端仍位于子宫颈内口上方时，可在超声引导下试行复位，或在宫腔镜下进行复位，这是有效手段，可缓解疼痛、出血症状。

（四）体重变化

LNG-IUS 使用者体重变化的差异很大，有使用者称使用后体重增加。使用者的体重增加与年龄有关。

五、长期应用的安全性

使用 LNG-IUS 虽有不同程度的不良反应，但大多可自行缓解，对身体健康无明显及长期的不良影响，绝大多数女性均可耐受。国内外的研究也从各个方面证实了 LNG-IUS 长期应用的安全性。

（一）生育能力恢复

LNG-IUS 放置在宫腔，子宫内膜中的 LNG 浓度远高于血液中的，基本不抑制排卵，取出后即可恢复生育能力。

LNG-IUS 宫腔内局部孕激素的释放可导致子宫内膜腺体萎缩及间质细胞蜕膜化，也可导致局部炎症及坏死，在取出后 1～3 个月子宫内膜活检提示形态可恢复正常。停用 LNG-IUS 1 年的妊娠率为 79.1%～96.4%，与屏障避孕法的妊娠率相似。

（二）乳腺癌的风险

LNG-IUS 长期应用是否增加乳腺癌的风险结论不一。1 项大型前瞻性研究显示，与从未使用 LNG-IUS 的女性相比，LNG-IUS 不增加乳腺癌的发生风险。

（三）血脂、糖代谢和骨密度

糖尿病患者使用 LNG-IUS 对血糖的代谢水平无影响。围绝经期女性使用 LNG-IUS 后空腹血糖水平较前升高、舒张压下降，但收缩压、高密度脂蛋白胆固醇、三酰甘油、总胆固醇、极低密度脂蛋白、低密度脂蛋白、谷草转氨酶、谷丙转氨酶水平无明显变化。对于糖耐量异常患者或糖尿病患者，应谨慎评估使用 LNG-IUS

的利弊,并告知风险、加强监测。肥胖(体重指数≥30kg/m²)女性使用 LNG-IUS,不影响血压、胰岛素及脂代谢水平。与宫内节育器相比,放置 LNG-IUS 后随访 2 年,使用者的骨密度无显著变化。

(四)长期、连续使用

LNG-IUS 可以长期、连续使用。77% 使用 LNG-IUS 超过 10 年的使用者无不良健康事件发生,在更换第 2 个 LNG-IUS 时的月经出血模式与使用第 1 个时相似。临床使用指导:

(1)针对单孕激素避孕药具(包括 LNG-IUS)与乳腺癌风险相关的现有证据有限,应告知女性无论使用何种激素避孕方法均应每年常规进行乳腺检查。

(2)长期放置 LNG-IUS,对正常人群的血脂、血糖代谢无影响。但对于糖耐量异常患者或糖尿病患者,应谨慎评估使用 LNG-IUS 的利弊,并告知风险、加强监测。

第四节 异常子宫出血的手术治疗

以往药物治疗无效的异常子宫出血或小的黏膜下肌瘤、息肉引起的月经过多患者,最终均选择全子宫切除术。随着生活水平和生活质量不断提高,缩短手术时间、减少术中和术后并发症、加快术后恢复已成为医生和患者的重要选择。1989 年,英国学者 Magos 首先报道了应用泌尿外科的前列腺电切镜切除子宫内膜,在保守疗法治疗无效的 AUB 患者中取得了成功,开创了经宫颈子宫内膜切除(transcervical resection of endometrium,TCRE)治疗 AUB 的先河。但 TCRE 为保守性手术,术后有一定的复发率,对子宫内膜基底层的不完全破坏和漏切是术后 AUB 复发的重要原因。需注意的是,TCRE 是术后远期并发症最多的宫腔镜手术,常见的并发症有出血、宫腔粘连、宫腔积血、子宫腺肌病、腹痛、妊娠等。

通过美国 FDA 认证的第二代子宫内膜去除术中,NovaSure 子宫内膜去除术临床应用最广。

NovaSure 子宫内膜去除术通过三维双极探头和射频阻抗控制器实施手术操作。三维双极探头为可伸缩的筛孔状金属支架结构,其形状与宫腔形态相适应。手术时,三维双极探头能够定向发出波长不等的射频电波,与子宫内膜及其下方肌层组织作用后,破坏子宫内膜以达到治疗的目的。其射频频率为 500kHz,电流输出功率为 50W,治疗温度为 85℃,在阻抗达到 50Ω 时会自动断电。它具有手术时间短、出血少、不受经期限制等特点,对一些特殊类型 AUB 也具有治疗意义。美国 FDA 资料显示,子宫黏膜下肌瘤和直径＜2cm 息肉导致的 AUB 适合采用 NovaSure 子宫内膜去除术治疗。由于 NovaSure 子宫内膜去除术术前不需要预处理子宫内膜,不受经期限制,且治疗时间短,因此一些急诊或合并严重内科疾病的 AUB 患者可首选该治疗。

AUB 患者接受 NovaSure 子宫内膜去除术后的近期并发症主要为子宫出血、感染及穿孔等,严重并发症主要为肠道及泌尿系统损伤、CO_2 栓塞、败血症,甚至死亡等。在所有第二代子宫内膜去除术中,NovaSure 子宫内膜去除术的术后不良事件发生率最低。文献报道,NovaSure 子宫内膜去除术远期并发症主要为宫腔积血及子宫内膜去除术后输卵管绝育综合征,二者发生率均<1%。对目前已通过美国 FDA 认证的治疗 AUB 的子宫内膜去除术的术后并发症发生率进行统计学分析,结果显示 NovaSure 子宫内膜去除术导致的术后各类并发症发生率均极低,为最低的。因此,NovaSure 子宫内膜去除术是一种快速、安全且操作简便的治疗 AUB 的技术。

第五章　异常子宫出血的中医病因病机及治疗

一、中医病因病机

异常子宫出血属于中医崩漏、月经先期、月经先后无定期、月经过多、经间期出血、经期延长等范畴。

1.崩漏

崩漏的发病原因是肾—天癸—冲任—胞宫轴的失调。其主要病机是冲任损伤，不能制约经血，使子宫藏泻失常。导致崩漏的常见病因病机有脾虚、肾虚、血热和血瘀，概括为虚、热、瘀。

（1）脾虚：患者素体脾虚；或劳倦思虑、饮食不节损伤脾气。脾虚则血失统摄，甚则虚而下陷，冲任不固，不能制约经血，发为崩漏。

（2）肾虚：患者先天肾气不足；或少女肾气未盛，天癸未充；或房劳多产损伤肾气；或久病大病穷必及肾；或七七之年肾气渐衰，天癸渐竭。肾气虚则封藏失司，冲任不固，不能制约经血，子宫藏泻失常发为崩漏。亦有素体阳虚，命门火衰；或久崩久漏，阴损及阳，阳不摄阴，封藏失职，冲任不固，不能制约经血而成崩漏。或素体肾阴亏虚；或多产房劳耗伤真阴，阴虚失守，虚火动血，迫血妄行，子宫藏泻无度，遂致崩漏。

（3）血热：患者素体阳盛血热或阴虚内热；或七情内伤，肝郁化热；或内蕴湿热之邪，热伤冲任，迫血妄行，发为崩漏。

（4）血瘀：七情内伤，气滞血瘀；或热灼、寒凝、虚滞致瘀；或经期、产后余血未净而合阴阳，内生瘀血；或崩漏日久，离经之血为瘀。瘀阻冲任、子宫，血不归经而妄行，遂成崩漏。

崩漏为经乱之甚其发，病常非单一原因所致。如肝郁化火之实热，既有火热扰血，迫经妄行的病机，又有肝失疏泄，血海蓄溢失常的病机。如肝气乘脾，或肝肾亏虚，可有脾失统摄、肾失封藏而致冲任不固的病机夹杂其中。又如阴虚阳搏，病起于肾，而肾阴亏虚不能济心涵木，以致心火亢盛，肝肾之相火夹心火之势亦从而相扇，而成为心、脾、肝、肾同病的崩漏。崩漏为病，虽与所有血证一样，可概括为虚、热、瘀的机制，但由于脏腑相生相克，脏腑、气血、经络密切相关，又病程日久，易于反复，故崩漏的发生和发展常气血同病、多脏受累、因果相干。

2. 月经先期

月经先期的病因病机主要是气虚和血热。气虚则统摄无权,冲任不固;血热则热扰冲任,伤及胞宫,血海不宁,均可使月经先期而至。

(1)气虚:可分为脾气虚和肾气虚。

脾气虚:体质素弱,或饮食失节,或劳倦思虑过度,损伤脾气,脾伤则中气虚弱,冲任不固,经血失统,以致月经先期来潮。脾为心之子,脾气既虚,则赖心气以自救,久则心气亦伤,致使心脾气虚,统摄无权,月经提前。

肾气虚:年少肾气未充,或绝经前肾气渐虚,或多产房劳,或久病伤肾,肾气虚弱,冲任不固,不能约制经血,遂致月经提前。

(2)血热:常分为阳盛血热、阴虚血热、肝郁血热。

阳盛血热:素体阳盛,或过食辛燥助阳之品,或感受热邪,热扰冲任、胞宫,迫血下行,以致月经提前。

阴虚血热:素体阴虚,或失血伤阴,或久病阴亏,或多产房劳耗伤精血,以致阴液亏损,虚热内生,热伏冲任,血海不宁,则月经先期而下。

肝郁血热:素性抑郁,或情志内伤,肝气郁结,郁久化热,热扰冲任,迫血下行,遂致月经提前。

3. 月经先后无定期

月经先后无定期发病机制主要是肝肾功能失常,冲任失调,血海蓄溢无常。

(1)肝郁:肝藏血,司血海,主疏泄。肝气条达,疏泄正常,血海按时满盈,则月经周期正常。若情志抑郁,或愤怒伤肝,则致肝气逆乱,疏泄失司,冲任失调,血海蓄溢失常。若疏泄太过,则月经先期而至;若疏泄不及,则月经后期而来。

(2)肾虚:肾为先天之本,主封藏,若素体肾气不足或多产房劳、大病久病,损伤肾气,肾气不充,开阖不利,冲任失调,血海蓄溢失常,遂致月经先后无定期。

4. 月经过多

月经过多的主要病机是冲任不固,经血失于制约。

(1)气虚:素体虚弱,或饮食失节,或过劳久思,或大病久病,损伤脾气,使中气不足,冲任不固,血失统摄,以致经行量多。久之可使气血俱虚,又可导致心脾两虚,或脾损及肾,致脾肾两虚。

(2)血热:素体阳盛,或肝郁化火,或过食辛燥动血之品,或外感热邪,热扰冲任,迫血妄行,因而经量增多。

(3)血瘀:素多抑郁,气滞而致血瘀;或经期产后余血未尽,感受外邪或不禁房事,瘀血内停,瘀阻冲任,血不归经,以致经行量多。

5. 经间期出血

经间期出血的发生与月经周期中的气血阴阳消长转化密切相关。经间期是继经后期由阴转阳、由虚至盛之期。月经的来潮标志着前一周期的结束,新周期的开始;排泄月经后,血海空虚,阴精不足,随着月经周期演变,阴血渐增;至经间期精血充盛,阴长至重,此时精化为气,阴转为阳,氤氲之状萌发,"的候"到来,这是月经周期中一次重要的转化。若体内阴阳调节功能正常,自可适应此种变化,无特殊证候。若肾阴虚,癸水有所欠实,或湿热内蕴,或瘀阻胞络,当阳气内动时,阴阳转化不协调,阴络易伤,损及冲任,血海固藏失职,血溢于外,酿成经间期出血。

(1)肾阴虚:肾阴偏虚,虚火耗精,精亏血损,于氤氲之时,阳气内动,虚火与阳气相搏,损伤阴络,冲任不固,因而阴道流血。若阴虚日久耗损阳气,阳气不足,统摄无权,血海不固,以致出血反复发作。

(2)湿热:湿邪乘虚而入,蕴阻于胞络、冲任之间,蕴而生热;或情志不畅,心肝气郁,克伐脾胃,不能化水谷之精微以生精血,反聚而生湿;下趋任带二脉,蕴而生热。在阴虚冲任、子宫失养的前提下,湿热得氤氲阳气内动之机,损伤子宫、冲任,故见出血。

(3)血瘀:素体不足,经产留瘀,瘀阻胞络;或七情内伤,气滞冲任,久而成瘀。适值氤氲之时,阳气内动,血瘀与之相搏,损伤血络,故致出血。

6.经期延长

经期延长多由气虚冲任不固;或热扰冲任,血海不宁;或湿热蕴结冲任,扰动血海;或瘀阻冲任,血不循经所致。

(1)气虚:素体虚弱,或饮食劳倦、思虑过度伤脾,中气不足,冲任不固,不能制约经血,以致经期延长。

(2)阴虚内热:素体阴虚,或久病伤阴,或多产房劳致阴血亏耗,阴虚内热,热扰冲任,血海不宁,经血妄行,致经期延长。或因阳盛血热,经量多且持续时间长,热随血泄,阴随血伤而渐致虚热,致经期延长。

(3)湿热蕴结:经期产后,血室正开,失于调摄,或不禁房事,或湿热之邪乘虚而入,湿热蕴结冲任,扰动血海,致经期延长。

(4)血瘀:素性抑郁,或恚怒伤肝,气郁血滞;或外邪客于子宫,邪与血相搏成瘀,瘀阻冲任胞宫,血不循经,致经期延长。

二、中医治疗

(一)崩漏

崩漏辨证,有虚实之异,虚者多因脾虚、肾虚;实者多因血热、血瘀。由于崩漏的主证是血证,病程日久,反复发作,故临证时首辨出血期还是止血后。一般而言,出血期多见标证或虚实夹杂证,血止后常显本证或虚证。出血期,当根据血证呈现的量、色、质特点,初辨其证之寒、热、虚、实。经血非时暴下,量多势急,继而淋漓不止,色鲜红或深红,质稠者,多属热证;经血非时暴下或淋漓难尽,色淡质稀,多属虚证;经血非时而至,时崩时闭,时出时止,时多时少,色紫黯有块者,多属血瘀证;经血暴崩不止,或久崩久漏,血色淡黯,质稀,多属寒证。

【出血期治疗】

治疗原则:塞流为主,结合澄源。

1.应急处理

崩漏属于急症,崩漏发作之时,出血量多势急,急当塞流止崩,以防厥脱,视病情和患者体质选择下列方法紧急止血。

(1)补气摄血,固摄冲任以止崩:前人有"留得一分血,便是留得一分气"之言,常用的补气摄血止崩之法为西洋参10g或独参汤水煎服。

(2)温阳止崩:崩证发作,暴下如注,血压下降,胸闷泛恶,四肢湿冷,脉芤或脉微欲绝,病情危象,需中西医结合抢救。

(3)滋阴固气止崩:紧急将生脉注射液或参麦注射液20mL加入5%葡萄糖液250mL中,静脉滴注。

(4)祛瘀止崩:瘀祛则血止,用于下血如注、夹有瘀血者。常用方法:①三七末3～6g,温开水冲服。②云南白药1支,温开水冲服。③宫血宁胶囊,每次2粒,每日3次,温开水送服。

(5)针灸止血:艾灸百会,针刺大敦、隐白、断红。

(6)西药治疗:主要是输液、输血补充血容量以抗休克,或激素止血。对于反复发生崩漏者,务必行诊刮并送病理检查,及早排除子宫内膜癌的可能,以免贻误病情。

2.治疗原则

治疗崩漏时应根据其病情缓急和出血时间长短的不同,本着"急则治其标,缓则治其本"的原则,灵活掌握塞流、澄源、复旧三法。

(1)塞流:止血。暴崩之际,急当止血防脱,首选补气摄血法。如用生脉散(《内外伤辨惑论》,含人参、麦冬、五味子),以人参大补元气、摄血固脱,麦冬养阴清心,五味子益气生津、补肾养心、收敛固涩。若见四肢厥逆、脉微欲绝等阳微欲脱之证,则于生脉散中加附子去麦冬,或用参附汤(《校注妇人良方》,含人参、附子)加炮姜炭以回阳救逆、固脱止血。同时针刺人中、合谷、断红,艾灸百会、神阙、隐白。血势不减者,宜输血救急。血势渐缓,应按不同证型使塞流与澄源并进,采用健脾益气止血或养阴清热止血或养血化瘀止血治之。出血暂停或已止,则谨守病机,行澄源结合复旧之法。

(2)澄源:正本清源,根据不同证型辨证论治。切忌不问缘由,概投寒凉或温补之剂,一味固涩,致犯虚虚实实之戒。

(3)复旧:固本善后,调理恢复。但复旧并非全在补血,而应及时调补肝肾、补益心脾,以资血之源,安血之室,调周固本。视其病势,于善后方中寓治本之法。调经治本,其本在肾,故总宜填补肾精,补益肾气,固冲调经,使本固血充,则周期可望恢复正常。

【血止后治疗】

治疗原则:复旧为主,结合澄源。

1. 辨证求因,循因论治

在崩漏发病过程中常因病机转化而气血同病,多脏受累,甚而反果为因,故在治疗过程中除要辨证求因、审因论治外,更要抓住本病肾虚为主的基本病机,始终不忘补肾治本调经。一般说来,可在血止后根据患者不同的年龄阶段应用调整月经周期疗法。

青春期时因肾气初盛,天癸刚至,冲任未实,胞宫发育尚欠,多调补肝肾,佐以理气和血之法,用大补元煎合二至丸等加减治疗。如周期测量基础体温,未见双相体温,酌加巴戟天、肉苁蓉、补骨脂等温补肾阳,或用苁蓉菟丝子丸加减化裁。

育龄期则常见肝肾不足、心脾两虚、脾肾虚弱、心肾不交等证,治疗宜对应各种证候施行。

围绝经期患者多肾衰,阴阳俱虚,兼夹阴虚火旺、阴虚阳亢、阴虚风动以及夹瘀血、痰湿等证,治疗上应具体辨证施治。

2. 调整月经周期法

调整月经周期法简称"调周法",各阶段用药的原则为行经期着重活血调经,有利于经血排出;经后期着重补益肝肾,固护阴血,促进卵泡发育成熟和子宫内膜修复;经间期着重重阴转阳,促进排卵;经前期着重补肾助阳,维持黄体功能。一般连续治疗3～6个周期,可逐渐建立规律的月经周期,恢复排卵功能。临床上运用调周法时,应根据患者的证候与体质特点,辨病与辨证结合,因人制宜、因证制宜、因时制宜,以补肾、养肝、扶脾和宁心安神为治疗大法,调周以治本。

3. 确定复旧的目标

治疗崩漏时还应结合患者的年龄与生育情况来确定所要达到的最终目标。如治疗青春期崩漏的目标是使肾气充盛,冲任气血充沛,逐渐建立规律的月经周期;治疗育龄期崩漏的目标是使肾气平均,肝肾精血旺盛,阴阳平衡,恢复卵巢排卵功能与月经周期,保持生殖功能正常;治疗围绝经期崩漏的目标则是控制出血,补益脾气,固摄经血,以后天养先天,促使肝肾、脾肾、心肾功能协调,恢复阴阳平衡,延缓衰老进程。

【其他疗法】

1. 中成药治疗

(1)三七片,每次2～6片,每日3次,口服。适用于血瘀证。

(2)云南白药,每次0.25～0.50g,每日4次,温开水送服。适用于血瘀证。

(3)宫血宁胶囊,每次 2 粒,每日 3 次,温开水送服。适用于血热证。

2.针灸治疗

(1)体针:取关元、三阴交、隐白、肾俞、足三里,根据病情采用补法或泻法,每天 1～2 次,每次留针 20～30 分钟,10 次为 1 个疗程。

(2)艾灸:取百会、大敦(双)、隐白(双)等,每次取 2～3 穴,每穴灸 5～7 壮,7 次为 1 个疗程。

(3)耳针:取内分泌、卵巢、子宫、皮质下等,可用耳穴埋针、埋豆,每次选用 4～ 5 穴,每周 2～3 次。

3.穴位敷贴法

取神阙、关元、中极、子宫或归来等穴,每次敷贴 2 小时,每周 2～3 次。

(二)月经先期

月经先期的辨证重在观察月经量、色、质的变化,并结合全身证候及舌脉,辨其虚、实、热。一般而言,月经先期,伴见量多、色淡、质稀者属气虚,其中兼有神疲肢倦、气短懒言等为脾气虚,兼有腰膝酸软、头晕耳鸣等为肾气虚;伴见量多或少、色红、质稠者属血热,其中兼有面红口干、尿黄便结等为阳盛血热,兼有两颧潮红、手足心热者为阴虚血热,兼有烦躁易怒、口苦咽干等为肝郁血热。

1.中药治疗

本病的治疗原则重在益气固冲,清热调经。常用方药如补中益气汤、固阴煎、清经散、两地汤、丹栀逍遥散等。

2.针灸治疗

(1)体针:取关元、气海、血海、三阴交,实热证加曲池或行间,虚热证加太溪,气虚证加脾俞、足三里,月经过多加隐白,腰骶疼痛加肾俞、次髎。根据病情采用补法或泻法,每天 1～2 次,每次留针 20～30 分钟,10 次为 1 个疗程。

(2)艾灸:气虚者,针后加灸或用温针灸。

(3)耳针:取内分泌、卵巢、子宫、皮质下、肝、肾、脾等穴,可用耳穴埋针、埋豆,每次选用 4～5 穴,每周 2～3 次。

(4)皮肤针:选背腰骶部夹脊穴、背俞穴,下腹部任脉、肾经、脾胃经,下肢足三阴经,用梅花针叩刺至局部皮肤潮红,隔日 1 次。

3.穴位敷贴法

取神阙、关元、中极、子宫或归来等穴,每次敷贴 2 小时,每周 2～3 次。

(三)月经先后无定期

月经先后无定期的辨证需着重观察月经量、色、质的变化,并结合全身证候及舌脉,辨其虚、实及脏腑。一般而言,月经先后无定期伴见经量或多或少、色暗红、有血块，或经行不畅，或兼有胸胁、乳房、少腹胀痛，精神郁闷等属肝郁；伴见量少、色淡暗、质稀，或兼有头晕耳鸣、腰酸腿软等属肾虚。

1.中药治疗

本病的治疗原则重在疏肝补肾，调和冲任。常用方药如逍遥散、固阴煎、定经汤等。

2.针灸治疗

(1)体针＋艾灸：取关元、肝俞、交信、三阴交，肝郁加期门、太冲，肾虚加肾俞、太溪，胸胁胀痛加膻中、内关。根据病情采用补法或泻法，每天 1～2 次，每次留针20～30 分钟，10 次为 1 个疗程。

(2)耳针：取内分泌、卵巢、子宫、皮质下、肝、肾、脾等穴，可用耳穴埋针、埋豆，每次选用 4～5 穴，每周 2～3 次。

(3)皮肤针：选背腰骶部夹脊穴、背俞穴，下腹部任脉、肾经、脾胃经，下肢足三阴经，用梅花针叩刺至局部皮肤潮红，隔日 1 次。

3.穴位敷贴法

取神阙、关元、中极、子宫或归来等穴，每次敷贴 2 小时，每周 2～3 次。

(四)月经过多

月经过多的辨证重在月经色、质的变化，并结合全身证候及舌脉，辨其虚、热、瘀。一般而言，月经过多，伴色淡红、质清稀，或兼有神疲体倦、气短懒言等属气虚；伴见色鲜红或深红、质黏稠，或兼有口渴心烦、尿黄便结等属血热；伴见色紫暗、有血块，或兼有经行腹痛、舌紫暗或有瘀点等属血瘀。

1.中药治疗

本病的治疗原则为经期重在固冲调经，平时重在调理气血，气虚者宜益气摄血，血热者宜清热凉血，血瘀者宜化瘀止血。常用方药如举元煎、保阴煎加减、失笑散加减。

2.针灸治疗

取中脘、下脘、气海、关元、大横，根据病情采用补法或泻法，每天 1～2 次，每次留针 20～30 分钟，10 次为 1 个疗程。

3.穴位敷贴法

取神阙、关元、中极、子宫或归来等穴，每次敷贴 2 小时，每周 2～3 次。

(五)经间期出血

经间期出血的辨证主要根据出血的量、色、质及全身症状进行。若出血量少，色鲜红，质黏属肾阴虚；若出血量稍多或少，赤白相兼，质地黏稠属湿热；若出血量少，血色暗红或夹小血块属血瘀。

1.中药治疗

本病的治疗原则重在固冲止血,肾阴虚者宜滋肾养阴,湿热者宜清利湿热,血瘀者宜化瘀止血。常用方药如两地汤合二至丸、清肝止淋汤加减、逐瘀止血汤。

2.穴位敷贴法

取神阙、关元、中极、子宫或归来等穴,每次敷贴 2 小时,每周 2～3 次。

(六)经期延长

经期延长的辨证重在月经期、量、色、质的变化,并结合全身证候及舌脉,辨其虚、热、瘀。一般而言,经期延长,伴量多、色淡、质稀,或兼有倦怠乏力、气短懒言等属气虚;伴量少、色鲜红、质稠,或兼有潮热颧红、手足心热等属阴虚血热;伴量不多、色暗、质黏稠,或兼有带下量多、色赤白或黄等属湿热蕴结;伴量或多或少,经色紫暗,有块,或兼有经行下腹疼痛、拒按等属血瘀。

1.中药治疗

本病的治疗原则重在调经止血,缩短经期。常用方药如举元煎加减、两地汤合二至丸、固经丸加减、桃红四物汤合失笑散。

2.针灸治疗

取三阴交、关元、气海、公孙、隐白,湿热加中极、阴陵泉,瘀热加血海、膈俞,肾虚加太溪、肾俞。根据病情采用补法或泻法,每天 1～2 次,每次留针 20～30 分钟,10 次为 1 个疗程。

3.穴位敷贴法

取神阙、关元、中极、子宫或归来等穴,每次敷贴 2 小时,每周 2～3 次。

第六章 子宫内膜息肉所致异常子宫出血

第一节 概 述

异常子宫出血(AUB)是目前妇科常见疾病之一,子宫内膜息肉引起的异常子宫出血率高达21%～39%,在绝经后出血的患者中更是高达50%。

一、西医对子宫内膜息肉的认识

子宫内膜息肉是一种临床常见的以子宫内膜基底层局限性增生,蒂突向宫腔,形态圆滑,多呈细长状、舌状及乳头状,质地柔软为主要表现的子宫内膜良性病变。子宫内膜息肉发病较为隐匿,临床表现以异常子宫出血为主,月经延长及月经量增多也较常见,亦有月经量少的患者,亦有部分患者可表现为不孕、恶性病变或无任何症状。子宫内膜息肉按照其来源及特点,可分为以下4种。①功能性息肉:可以伴随月经出现周期性变化,部分或全部自行脱落,不需要治疗。②非功能性息肉:来自未成熟子宫内膜,仅少部分保持基底内膜形态,大部分在雌激素的影响下持续增生,形成单纯性、复杂性增生。③腺肌瘤样息肉:内含有平滑肌成分,组织学上含有大量的内膜腺体,同时混杂有平滑肌成分和厚壁血管。④绝经后息肉:又称萎缩性息肉,即内膜腺体及间质呈萎缩性改变。

目前考虑子宫内膜息肉的发病与遗传因素、炎症刺激、雌激素和孕激素受体分布不均衡、细胞增殖/凋亡失衡及药物影响等有关。

1.遗传因素

研究发现子宫内膜息肉的发生有一定的遗传学基础,子宫内膜息肉的细胞存在多条染色体结构和数量异常等。

2.炎症刺激

临床上携带宫内节育器或有子宫内膜炎病史的女性好发子宫内膜息肉。研究发现,息肉里有促炎症的肥大细胞,不排除子宫内膜息肉可能是子宫内膜在长期反复刺激和生物致炎因子作用下产生的反应性增生。

3.雌激素和孕激素受体分布不均衡

子宫内膜息肉是子宫内膜的局部病变,是激素依赖性疾病。目前关于子宫内膜息肉的研究多围绕子宫内膜局部雌激素和孕激素受体含量展开。有实验研究分泌期及增生期子宫内膜息肉,得出结论是雌激素受体高表达,孕激素受体低表达,这可能是子宫内膜息肉形成的病因。研究指出子宫内膜息肉中雌激素受体的量高于息肉旁组织,而孕激素受体的量却低于正常内膜。由于体内激素通过其靶组织内受体起作用,局部受体含量高,在较低激素水平影响下即发生明显变化,局部增生明显,导致息肉形成。雌激素作用增强而孕激素作用减弱或缺乏,在子宫内膜息肉的发生发展中可能起重要作用。

4. 细胞增殖/凋亡失衡

有很多学者在近几年提出了子宫内膜息肉的发生与激素调控下细胞增殖/凋亡失衡有关。

5. 药物影响

他莫昔芬是绝经后乳腺癌患者常用的雌激素受体拮抗剂,不仅能抗雌激素,还有弱雌激素样作用,可促进子宫内膜增生。患者服药后子宫内膜息肉的发病率是不服药者的 2～3 倍。故考虑长期使用他莫昔芬会导致子宫内膜息肉。

6. 其他

子宫内膜息肉可引起月经过多、经期延长、子宫不规律出血。究其因是子宫内膜息肉表面布满小血管,改变宫腔形态,导致血管出血或息肉皮下血管破裂出血。有学者认为息肉越大,其血运越丰富,息肉皮下扩张血管越多,微血管破裂概率增加,从而引发异常子宫出血的概率就越高;较大的息肉容易突出宫颈口,损伤表面黏膜,并增加黏膜感染概率,从而导致子宫损伤,引起子宫炎症及出血;过大的息肉会挤压周围子宫内膜,造成不同区域内膜对激素反应不一,从而扰乱月经周期,致使内膜脱落不同步,尤其是育龄期妇女,增加异常子宫出血的发生率。

二、中医对子宫内膜息肉的认识

1. 古代中医文献对子宫内膜息肉的记载

根据子宫内膜息肉的症状描述,可将其归属中医癥瘕病证范畴。癥瘕,最早见于《黄帝内经》。《灵枢·水胀》曰:"寒气客于肠外,与胃气相搏,气不得荣,因有所系,瘀而内著,恶气乃起,息肉乃生。"巢元方在《诸病源候论》中指出:"癥瘕者,皆由寒温不调,饮食不化所导致,与脏气相搏结所生也。"《女科经绝》云:"妇人积聚癥瘕皆属血病。"《景岳全书·妇人规》云:"忧思伤脾,气虚而血滞,或积劳积弱,气弱而不行……则留滞日积而渐以成癥矣。"可见,此病症的发病,或由寒热湿邪阻滞胞宫、胞脉,与血搏结成瘀;或本正气虚弱,气虚无以运血而成瘀;或因情志内伤、肝气郁滞、血行不畅而成瘀;瘀阻冲任、胞宫,日久而成。本病的病机关键为瘀。瘀既是病理产物,又是本病的致病因素。根据其临床症状,还可将子宫内膜息肉归为崩漏、月经过多等病证范畴。《傅青主女科·血崩》云："冲脉太热而血即沸,血崩之为病",认为崩漏病机为热迫血妄行。万全《万氏妇人科》提出因脾虚致崩的观点:"妇人崩中之病,皆因中气虚,不能收敛其血,加以积热在里,迫血妄行,故令经血暴下而成崩中。"《诸病源候论·崩中漏下候》谓:"崩中之病,是伤损冲任之脉……崩而内有瘀血,故时崩时止,淋漓不断,名曰崩中漏下",指出因虚、热、瘀血所致冲任虚损而引起崩漏。清代沈金鳌在其《妇科玉尺》中论述崩漏证型:"究其源,则有六大端,一由火热,二由虚寒,三由劳伤,四由气陷,五由血瘀,六由虚弱。"《金匮要略·妇人杂病脉证并治》中首次记载了"月水来过多"的论述,并用温经汤治之。刘河间《素问病机气宜保命集》首次提出"经水过多"的病名,病机从阳盛实热立论。《丹溪心法》将本病的病机分为血热、痰多、血虚,并列有相应的治疗方剂药物。

2.中医对子宫内膜息肉致异常子宫出血病因病机的认识

祖国医学认为子宫内膜息肉形成的病因主要是感受外邪、内伤七情、饮食劳倦或素体正气不足,导致脏腑功能失调,气机运行受阻,从而形成湿、热、瘀等病理产物。湿、热、瘀等病邪积聚于胞宫,影响气血的正常运行,日久形成子宫内膜息肉。息肉阻滞冲任胞宫,胞宫藏泻失司,难以固摄经血,从而导致异常子宫出血的发生。

(1)瘀:女子以血为本,"气为血之帅,血为气之母"。只有气血充盛、气机通畅才能使血液在脉中正常运行,气机失畅则血液运行受阻,滞于胞宫。女子外感寒邪,寒凝血瘀;或情志不畅,气滞血瘀;或因素体脾肾气虚,气虚血瘀。血瘀日久,阻滞胞宫,积聚日久成癥,使冲任失调,难以统摄经血,出现月经过多、经期延长或经间期出血等。

(2)热:导致热邪产生的主要有以下4点。一为女子外感热邪,或外感寒邪,寒邪入里化热;二为素体阳气偏盛,或过食辛辣刺激之物,阳盛则热;三为素体阴虚,阴虚生内热;四为素体情志抑郁,肝郁而化热。热扰冲任、胞宫,耗伤阴津,气血运行失常,久之化为息肉。息肉阻于胞宫,冲任失调,且热邪可扰动血海,迫血妄行,致月经异常。

(3)湿:湿邪重浊黏腻,易与血相搏结,阻遏气机,气血运行受阻,阻于胞宫,日久导致子宫内膜息肉的产生。息肉内阻胞宫,致冲任失调,流血难止。湿邪可由外袭,亦可由内生。女子常年居住于气候潮湿的生存环境,为感受外湿;饮食不节,损伤脾胃,水液不得传输,聚生内湿。湿邪缠绵,久病不愈,必伤及血脉,入络成瘀,致本病缠绵难愈。

第二节　临床表现

子宫内膜息肉可表现为异常子宫出血,育龄期女性可合并不孕或妊娠失败,小部分患者可有腹痛、阴道流液等。若息肉脱至子宫颈口,可见子宫颈口脱出的息肉样赘生物。也有极少部分患者无明显症状。

1.异常子宫出血

异常子宫出血是子宫内膜息肉最常见的症状,可表现为经期延长、经量增多、经间期出血、性交后出血、子宫不规则出血。绝经后女性可表现为绝经后出血。

2.不孕及妊娠失败

子宫内膜息肉可导致不孕、复发性流产及反复胚胎种植失败。子宫内膜息肉可通过机械性阻塞、子宫内膜局部炎症反应、子宫内膜容受性降低等导致不孕。子宫内膜息肉会诱导肥大细胞及基质金属蛋白酶-2、基质金属蛋白酶-9介导的局部炎症改变,进而干扰胚胎种植。息肉部位的内膜腺体和间质对孕激素的敏感性下降,影响子宫内膜蜕膜化,降低子宫内膜容受性,影响胚胎着床。

3.腹痛或阴道流液

小部分子宫内膜息肉患者表现为腹痛,这可能与子宫内膜息肉刺激子宫收缩有关,占子宫内膜息肉的1.9%。另有2.2%子宫内膜息肉患者表现为阴道流液。

第三节　诊　　断

一、西医诊断标准

子宫内膜息肉的诊断方法通常是阴道超声检查(二维阴道超声、三维阴道超声)、生理盐水灌注超声造影、子宫输卵管造影术及宫腔镜检查术。

1.阴道超声检查

超声检查是最常用的子宫内膜息肉检查方法,已婚或有性生活者首选阴道超声检查,该方法简单、经济且无创。二维阴道超声能准确检测子宫内膜息肉,其敏感性、特异性、阳性预测值、阴性预测值分别是86%、94%、91%和90%。彩色血流多普勒的使用可以使子宫内膜息肉内的单一供给血管可视化,从而提高二维超声诊断的准确性。许多研究已经证明彩色血流多普勒可以将二维阴道超声的敏感性从91%提高到97%。单发子宫内膜息肉典型超声表现为子宫肌层和内膜结构正常,宫腔内可见高回声团块,边缘连续光滑,外形规则,回声均匀,子宫内膜一肌层界面完整,可见穿入性血流信号。多发子宫内膜息肉表现为子宫内膜增厚,回声不均,可见多个不规则高回声团块,每个高回声团块的特点与单发息肉相似。与二维阴道超声相比,三维阴道超声更准确。

2.生理盐水灌注超声造影

多数研究显示生理盐水灌注超声造影和宫腔镜检查在诊断子宫内膜息肉上没有显著差异。二维生理盐水灌注超声造影诊断宫内病变的敏感性、特异性、阳性预测值、阴性预测值分别为 71.2%、94.1%、90.2% 和 81.0%，总体精确度为 84.2%。
而三维生理盐水灌注超声造影的敏感性为 94.2%，特异性为 98.5%，阳性预测值
为 98.0%，阴性预测值为 95.7%，总体精确度为 96.7%。在诊断宫腔病变时，三
维生理盐水灌注超声造影比二维生理盐水灌注超声造影更有价值。

3.子宫输卵管造影术

子宫输卵管造影术对子宫内膜息肉的诊断具有很高的价值。超声造影剂被引
入宫腔，使宫颈管、宫腔和输卵管在荧光下显影成像，有利于观察子宫内膜及其病
变的形态。其可视化结构成像常与阴道超声检查相结合，成为诊断子宫内膜息肉
的可靠方法。

4.宫腔镜检查术

宫腔镜检查及镜下切除内膜息肉行病理学检查是诊断子宫内膜息肉的金标
准。宫腔镜下息肉表现为单个或多个，大小不一，可在宫腔的任何部位，表面可有
出血，偶有破溃。绝经前息肉表面覆盖内膜，多数表面光滑、形态规则、血管不明
显。绝经后息肉多为单发、外形规则、表面光滑，部分息肉可见散在半透明小囊泡
及呈树枝状的血管。宫腔镜下诊断子宫内膜息肉的敏感性为 58%～99%，特异性
为 87%～100%，阳性预测值为 21%～100%，阴性预测值为 66%～99%。宫腔镜
下应注意观察血管是否丰富、表面有无破溃、形态是否规则。若息肉表面出现丰富
异形血管、被覆黄白色溃疡改变、形状不规则时，应高度怀疑恶变。

二、中医诊断标准

根据子宫内膜息肉所导致的临床表现，可归属中医学癥瘕、崩漏、月经过多、
经期延长等范畴。瘀、热、湿为其主要病因，以瘀为主。血瘀证的中医诊断标准如
下。①癥瘕：小腹有包块，积块坚硬，固定不移，疼痛拒按，肌肤少泽，口干不欲
饮，月经延后或淋漓不断，面色晦暗，舌紫黯，苔厚而干，脉沉涩有力。②崩漏：
经血非时而下，量多或少，淋漓不净，血色紫黯有块，小腹疼痛拒按，舌紫暗有瘀
点，脉涩或弦涩有力。③月经过多：经行量多，色紫暗，质稠有血块，经行腹痛，
或平时小腹胀痛，舌紫暗或有瘀点，脉涩有力。④经期延长：经行时间延长，量或
多或少，经色紫黯有块，经行小腹疼痛拒按，舌紫暗或有小瘀点，脉涩有力。

第四节　治　　疗

子宫内膜息肉的临床治疗上以摘除息肉、消除症状、减少复发为主，常结合患
者症状、体征、发病年龄以及生育要求采取不同的治疗方法。

一、西医治疗

1. 期待治疗

部分功能性息肉可伴随体内性激素的变化而发生周期性改变,甚至自行脱落。对于较小息肉的无症状患者,可采取期待治疗,定期随访。

2. 药物治疗

促性腺激素释放激素激动剂(GnRH-α)可以在短期内对子宫内膜息肉患者的症状起到缓解作用,但是停药后容易出现复发情况。孕激素类药物可以在对抗雌激素促进子宫内膜增殖方面起到一定作用,从而使子宫内膜的类型发生转化,进而可以使子宫内膜息肉的生长受到抑制,此类药物通常可用于功能性息肉的治疗。同时还可以对非功能性息肉切除后的复发起到一定的预防作用。临床上,通常先行宫腔镜检查确诊,再行宫腔镜下子宫内膜息肉切除术,术后一般口服孕激素、避孕药。目前有研究表明用药后可能会在短期内对子宫内膜息肉的复发起到一定的预防作用。左炔诺孕酮宫内释放系统(LNG-IUS)的作用主要是萎缩子宫内膜的腺体,并使间质水肿,也能够抑制血管,从而可以使内膜变薄,能够在一定程度上对内膜增生起到抑制作用,从而可以减少内膜息肉的发生或者复发。

3. 刮宫术

刮宫术是既往治疗子宫内膜息肉的主要方式。存在的问题是刮匙不易刮及宫底、双侧宫角部,难以刮除位于子宫内膜基底层的息肉根部,息肉复发率和残留率高,且刮下的息肉组织破碎,不利于组织学诊断。

4. 宫腔镜下息肉切除术

宫腔镜下息肉切除术可分为在宫腔镜定位后摘除息肉和宫腔镜直视下切除息肉两种方式。宫腔镜定位后摘除息肉:宫腔镜定位后,即行息肉钳夹,方便快速;虽然广泛使用,但易使组织破碎,不利于组织学诊断,不能去除息肉的基底部,复发率高。宫腔镜直视下切除息肉:具有定位准确、不易穿孔、出血少、手术时间短等优点;既保留了脏器功能,又降低了复发率;对明显月经改变、无生育要求、年龄大于40岁、围绝经期伴有明显月经改变的患者,可在术中切除息肉后,再切除2～3mm 内膜功能层、基底层和肌层,以达到减少月经量的目的。

5. 宫腔镜下电切术

优点是使凝血、汽化和切割等一次完成,不引起电解质及血糖的明显变化,术中出血量相对较少。缺点为宫腔镜下电切术容易导致患者气栓、低钠血症、电热损伤等并发症,因此施术时需严格注意。

6. 宫腔镜子宫内膜切除术

宫腔镜子宫内膜切除术是通过破坏或切除子宫内膜功能层、基底层及子宫浅肌层,防止子宫内膜再生、控制过量子宫出血的一种治疗方式。对于息肉反复发作且无生育要求的患者来说,宫腔镜子宫内膜切除术对脏器损伤小,术中出血少,手术时间短,可减轻对卵巢功能的损伤,避免切除子宫所带来的盆腔脏器脱垂等不良事件的发生。

二、中医治疗

根据子宫内膜息肉主要临床表现,它可归属于中医癥瘕、崩漏等范畴,主要致病因素是血瘀,其他致病因素有血热、痰湿、湿热等,病机主要涉及虚、郁、瘀等,与肾、肝、脾三脏的关系比较密切。血瘀是本病的主要病因,气为血之帅,气行则血行,若气机阻滞,势必造成血行瘀滞,加重瘀血停滞,故化瘀当先行气,只有气血调畅,才能消除瘀滞,故活血化瘀、行气消癥是治疗子宫内膜息肉的根本治法。而中医的特点是辨证论治,因此本病临证时,应该根据月经病的"急则治其标,缓则治其本"原则,临床上灵活运用塞流、澄源、复旧三种方法并分期治疗。也就是在出血期,以塞流的手段,止血防脱;血势缓慢时,应该以澄源的方法,辨证求因,审因论治;血止后主要以复旧治疗方法为主,结合澄源进行疾病的求因。

1. 血热证

证候:月经量多,或淋漓不尽,色紫红,有较大血块,出血呈阵发性,胸闷烦热,小腹作胀,头昏腰酸,大便干结,小便少黄,舌质偏红,苔黄腻,脉弦细数。

分析:实热内蕴,损伤冲任,血海沸溢,迫血妄行,故月经量多,或淋漓不尽;血为热灼,瘀阻冲任,故血色紫红,有较大血块;热扰心神,故见头昏、胸闷烦热;子宫瘀阻不通,故小腹作胀;热盛伤津,故大便干结,小便少黄;舌质偏红,苔黄腻,脉弦细数均为血热之象。

治法:清热凉血,固经止血。

方药:固经汤合加味失笑散。

炙龟版(先煎)15g	黄檗 6g	椿根白皮 12g	炒白芍 10g
黄芩 9g	炒五灵脂 10g	蒲黄炭(包煎)6g	大小蓟各 15g
血余炭 10g	大黄炭 6g	女贞子 15g	墨旱莲 15g

方解:炙龟版滋肾固冲,为君药;黄檗坚阴泻火,佐龟版以纠正阴虚火旺;炒白芍、椿根白皮助龟版滋阴养血,固经止血;黄芩助黄檗以清热;五灵脂、蒲黄炭化瘀止血;大小蓟清热凉血止血;血余炭助大黄炭止血;大黄炭凉血逐瘀止血;女贞子、墨旱莲既滋补肝肾之阴,又能止血。诸药合用,共奏清热凉血、固经止血之效。

2. 血瘀证

证候:经血非时而下,或量多阵冲,或量少淋漓,时下时止,色紫黯,有血块或大血块,小腹不舒,或有胀感,胸闷烦躁,口渴不欲饮,舌紫黯或有瘀点,脉细弦或细涩。

分析:冲任、子宫瘀血阻滞,新血不安,故经血非时而下;离经之瘀时聚时散,故见量多阵冲,或量少淋漓,时下时止,色紫黯,有血块或大血块;瘀阻冲任、子宫,不通则痛,故见小腹不舒,或有胀感;瘀阻中隔,津不上承,故见胸闷烦躁,口渴不欲饮;舌紫黯或有瘀点,脉细弦或细涩均为热瘀虚偏瘀之象。

治法:化瘀止血。

方药:逐瘀止血汤。

生地黄 10g	大黄 6g	当归 9g	赤芍 10g
牡丹皮 10g	炒枳壳 6g	炙龟板(先煎)15g	五灵脂 10g
山楂 10g	续断 12g	怀牛膝 10g	

方解:方中牡丹皮、赤芍、当归活血化瘀;大黄增强逐瘀之力,炒炭用又有止血之功;生地黄、牡丹皮、龟板滋阴益肾,凉血固冲;枳壳理气行滞,有助化瘀。全方共奏活血化瘀、益肾止血之效。

3.湿热证

证候:经血量稍多,色红,质黏稠,神疲乏力,周身酸楚,胸闷烦躁,纳食较差,小便短赤,平时带下甚多,色黄白,质黏腻,或有臭气,少腹胀痛,舌质红,苔黄白厚腻,脉细弦数。

分析:湿有内外之分。外湿者,多为湿热之邪乘虚而入,蕴阻于胞络冲任中间;内湿者,常情怀不畅,心肝气郁克伐脾胃,不能化水谷之精微,反聚而生湿,下趋任带二脉,蕴而生热。湿热之邪在阴虚冲任子宫失养的基础上,得阳气内动之机,损伤子宫冲任,故见经间期出血,质黏稠。热重于湿则出血量较多,胸闷烦躁,小便短赤;湿重于热,则周身酸楚,神疲乏力,纳食较差,平时带下甚多,色黄白,质黏腻或有臭气。舌质红,苔黄白腻厚,脉细弦数均为湿热之象。

治法:清热利湿,益肾止血。

方药:清肝止淋汤。

当归 10g	赤白芍各 10g	生地黄 10g	牡丹皮 10g
黄檗 10g	薏苡仁 15g	泽泻 10g	赤小豆 10g
碧玉散(包煎)10g	茯苓 15g	大小蓟各 15g	续断 10g
五灵脂 10g			

方解:方中白芍、当归、赤小豆养血补肝;生地黄、牡丹皮凉血清肝;黄檗、大小蓟、茯苓清利湿热;五灵脂理气调血;薏苡仁、泽泻清热利湿;续断益肾止血。诸药同用,血旺而火自抑,火退则血止。

4.阳虚瘀浊证

证候:月经量多或淋漓不尽,色淡红,质稀或有血块,头昏腰酸,形寒肢冷,面色㿠白,纳欠神疲,心慌心悸,舌质淡,苔白腻,根部略厚,脉细弱。

分析:肾阳虚衰,阳不摄阴,封藏失司,冲任不固,故见月经量多或淋漓不尽;肾阳虚,血失温煦,涩而结瘀,故色淡红,质稀或有血块;脾肾阳气不足,故见头昏腰酸,形寒肢冷,面色㿠白,纳欠神疲,心慌心悸;舌质淡,苔白腻,根部略厚,脉细弱均为阳虚瘀浊之象。

治法:健脾补肾,化瘀固冲。

方药:固本止崩汤。

党参 30g	黄芪 15g	炒白术 10g	熟地黄 10g
当归 10g	续断 10g	棕榈炭 10g	炙甘草 6g

方解:方中党参、黄芪大补元气,升阳固本;炒白术健脾,资血之源又统血归经;熟地黄滋阴养血;黄芪配当归含有当归补血汤之意,功能补血;熟地黄配当归一阴一阳,补血和血;续断温肾止血;棕榈炭固涩止血;炙甘草补气和中。诸药合用,共达补肾助阳、化瘀固冲之功。

三、中医药综合治疗

中医妇科外治法是中医的一大特色,常见的月经不调、痛经、盆腔包块等病证运用外治法疗效确切,且临床应用也较多。针灸能够有效减小息肉,并调整月经周期。可选取双侧子宫、血海、足三里、三阴交、气海、关元,针刺结合灸法治疗,起温补气血、化瘀通络之效。中药保留灌肠也对子宫内膜息肉有一定的治疗作用。中药保留灌肠可使药液通过肠道黏膜吸收,作用于盆腔病灶,从而起到改善盆腔环境、消除局部炎症的作用。穴位敷贴基于中医整体观念及经络脏腑学说的理论,通过刺激穴位,促进药物吸收与代谢,从而起到对子宫内膜息肉的治疗作用。临床上很多妇科疾病常采用口服中药汤剂联合中医妇科外治法的综合疗法,取得了很好疗效。如内服桃红四物汤、中药(败酱草、蒲公英、大血藤、白花蛇舌草、厚朴)保留灌肠及外敷消癥散(主要成分为千年健、红花、羌活、独活、乳香、没药、透骨草、桃仁、艾叶、白芷)。中医药综合治疗可以有效预防子宫内膜息肉术后复发。

第五节　总　　结

随着 21 世纪的飞速发展,女性的工作压力逐渐增加,加之饮食不规律,随之而来的是一系列妇科常见疾病,而子宫内膜息肉引起的异常子宫出血就为其中之一。从育龄期到绝经后的女性,都是高发人群,子宫内膜息肉严重影响着她们的日常工作与生活。子宫内膜息肉形成的病因多样,大多由于内分泌紊乱,也可由慢性子宫内膜炎发展而来,或者与宫腔异物等有关。西医治疗子宫内膜息肉以手术治疗为主,虽能直接消除息肉,但存在感染、出血等手术相关风险,且术后复发率高。子宫内膜息肉术后应用孕激素类药物可减少复发率,但长期应用的安全性、可接受性及疗效的巩固仍在研究论证中。另外,患者对长期应用激素的顾虑,使患者的依从性明显受到影响。与之相比,中医药治疗本病更有优势,且患者易接受。虽然中医学对子宫内膜息肉致异常子宫出血的病因病机尚无统一的论述,但临床上通过辨证分析,加减用药,治疗效果显著。

第六节 病案分析

病案一

曹某,女,35 岁,已婚。

2020 年 3 月 24 日初诊。患者 2019 年底体检发现"宫腔内占位",于外院行宫腔镜检查+分段诊刮术+子宫内膜息肉摘除术。出院诊断为子宫内膜多发息肉。2020 年 3 月 24 日 B 超检查:宫腔内高回声(1.8cm×1.3cm),诊断为子宫内膜息肉。当日入院治疗。末次月经:2020 年 3 月 14 日(距上次月经 27 天),4 天净。既往月经 27 天一行,经期 5～7 天,量中,色红,经行腰酸,无腹痛。孕 2 产 1 流 1(工具避孕)。纳眠可,二便调。

中医诊断:癥瘕。

西医诊断:子宫内膜息肉。

治疗方案:

(1)月经第 16 天,地屈孕酮口服,每次 10mg,每天 2 次,连服 10 天。

(2)非经期:中药止痛调血方加减 14 剂,水煎服,每天 1 剂。

(3)经期:益母四物汤加减 5 剂,水煎服。

2020 年 4 月 15 日二诊。末次月经:2020 年 4 月 8 日(距上次月经 25 天),量偏少,色红,经行无不适,3 天净。纳眠可,二便调。当日 B 超检查:子宫内膜厚约 1.08cm,宫腔内高回声(0.49cm×0.43cm),盆腔积液,宫颈囊肿。

治疗方案:

(1)月经第 16 天,地屈孕酮口服,每次 10mg,每天 2 次,连服 10 天。

(2)非经期:中药止痛调血方加减 15 剂,水煎服,每天 1 剂。

(3)经期:中药新桂枝茯苓丸加味方加减 3 剂,水煎服,每天 1 剂。

2020 年 5 月 23 日三诊。末次月经:2020 年 5 月 4 日(距上次月经 26 天),量偏多,色红,经行无不适,5 天净。纳眠可,二便调。2020 年 5 月 13 日 B 超检查:子宫内膜厚约 1.1cm,子宫及附件未见异常。2020 年 5 月 15 日外院 B 超检查:子宫内膜厚约 1.1cm,内膜回声不均。

治疗方案:

(1)非经期:中药止痛调血方加减 14 剂,水煎服,每天 1 剂。

(2)定期复查。

按:患者初诊时,B 超检查提示宫腔内高回声。止痛调血方化痰除湿,活血消癥,结合地屈孕酮转化内膜、撤退性出血,使宫腔内瘀血痰湿彻底排出。二诊时,宫腔内高回声明显减小,患者述此周期月经量偏少,故治疗方案中经期采用新桂枝茯苓丸加味方加减,以加强活血化瘀消癥的作用。患者经过治疗,三诊时,宫腔内高回声已消失,可见中西医结合治疗子宫内膜息肉疗效显著。

病案二

张某,女,34 岁,已婚。

2021 年 6 月 12 日初诊。主诉:反复经期延长伴经间期出血 1 年余,阴道出血 12 天。现病史:1 年前因反复经期延长伴经间期出血去当地医院就诊,诊断为子宫内膜息肉可疑,患者赴当地省级医院就诊,并于 2021 年 5 月 8 日(月经干净后第 3 天)行 B 超检查:子宫内膜厚约 0.5cm,宫内见约 1.8cm×0.6cm×1.5cm 的稍强回声,边界清楚,内探及血流信号,宫颈口见直径 0.5cm 的稍强回声,考虑息肉,医院建议行宫腔镜手术诊治,患者拒绝手术。末次月经:2021 年 5 月 30 日,经行十余天未净,今来门诊就诊。患者既往月经周期为 24～26 天,近 1 年来,经行第 1 周量多夹血块,伴有少腹隐痛,后量少淋漓,第 15～17 天干净。顺产一胎。就诊时患者面色萎黄,倦怠乏力,心烦多梦,腰酸,纳可,大便偏干,舌红,苔薄,脉弦细数。

中医诊断:癥瘕,经期延长(阴虚血热、瘀阻胞宫、冲任失调)。

西医诊断:异常子宫出血,子宫内膜息肉。

治法:清热凉血、化瘀调经。

方药:生地黄炭、乌梅炭、三七片、浙贝母、麸枳壳各 10g,白及 6g,麸白芍、海螵蛸、茜草炭、炒杜仲、炒续断、藕节炭、棕榈炭、酒女贞子各 15g,大血藤、鸡血藤、景天三七、白茅根、地榆炭、墨旱莲各 30g,10 剂,每日 1 剂,水煎,分 2 次服。

2021 年 6 月 22 日二诊。药后第 5 天经净,心烦多梦稍有好转,仍倦怠乏力,患者适将经行。予上方去生地黄炭、乌梅炭、三七片、浙贝母、麸枳壳,加黄芪炭、蒲黄炭、花蕊石、艾叶炭各 15g,当归炭 10g。14 剂。每日 1 剂,水煎,分 2 次服。

2021 年 7 月 4 日三诊。纳可便干,月经来潮:6 月 23 日至 7 月 3 日,药后经量稍减,经期缩短,稍有腹痛,小腹不适,纳便可。予首方去乌梅炭、地榆炭、藕节炭、棕榈炭,加砂仁 6g,石见穿、半枝莲、马齿苋各 30g。14 剂。每日 1 剂,水煎,分 2 次服。

2021 年 7 月 20 日四诊。药后经间期出血未发,余症好转,纳可,便溏。予上方去三七片、石见穿、半枝莲、马齿苋、女贞子、墨旱莲、麸枳壳,加乌梅炭、麸炒白术各 10g,藕节炭、棕榈炭各 15g,艾叶炭 6g,地榆炭、仙鹤草各 30g。14 剂。每日 1 剂,水煎,分 2 次服。

2021 年 8 月 1 日五诊。纳可便溏,日解 3～4 次。末次月经:2021 年 7 月 25 日。2021 年 8 月 1 日于当地医院复查 B 超:子宫内膜厚约 0.4cm,宫腔内见高回声团,大小约为 1.5cm×1.7cm×0.5cm,继续前法结合月经周期反复治疗 3 个月余,服药后月经周期基本正常,量中,6～7 天净,经间期未出血。

2021 年 11 月 20 日六诊。末次月经为 10 月 28 日,11 月 5 日复查 B 超:子宫内膜厚为 6mm,宫腔内未见明显异常回声。继续前法巩固治疗。经后第 3 天再次在当地医院复查 B 超:子宫内膜厚为 0.4cm,子宫、双附件未见异常。后停药,随访至今,每 3 个月复查一次 B 超,息肉未见复发。

第七章 子宫腺肌病所致异常子宫出血

第一节 概　　述

按照 PALM-COEIN 系统,子宫腺肌病所致异常子宫出血属于 AUB-A。

子宫腺肌病是指子宫内膜(包括腺体和间质)侵入子宫肌层生长而发生的病变,可分为弥散性子宫腺肌病和局灶性子宫腺肌病,后者包括子宫腺肌瘤和子宫囊性腺肌病。子宫腺肌病好发于育龄期女性,发病率为 7%～23%。子宫腺肌病主要临床表现包括月经失调、严重痛经和不孕,对患者身心健康造成严重影响。子宫腺肌病所致的月经失调可表现为月经过多、经期延长及月经前后点滴出血,均属于异常子宫出血的范畴。AUB-A 以月经过多最为常见,严重时可致贫血。AUB-A 与子宫体积增大、子宫腔内膜面积增加及子宫肌壁间病灶影响子宫肌纤维收缩等有关。

子宫腺肌病根据临床不同症状可归于中医癥瘕、积聚、崩漏、月经量多、痛经病、不孕症等范畴。AUB-A 病因可分为寒邪、痰瘀、气虚、气滞、肾虚等,病机为冲任损伤及胞宫的藏泻功能异常,使得经血外溢,而成离经之血,离经之血蓄积于局部,日久而成瘀血,瘀血阻滞胞宫,发为癥瘕,损伤冲任而出现月经量增大、经期延长或月经淋漓不尽等。

第二节 临床表现

子宫腺肌病的典型临床表现为继发性痛经且进行性加重、月经失调、子宫增大以及不孕。子宫腺肌病所致异常子宫出血最常见的临床表现为月经过多。

1. 痛经

大部分子宫腺肌病患者可有典型的继发性进行性加重的痛经,少数患者痛经症状不典型,可伴有性交痛或慢性盆腔痛等。

2. 月经失调

是子宫腺肌病所致异常子宫出血的临床表现。大部分子宫腺肌病患者可表现为程度不同的月经过多、经期延长及月经前后点滴出血。月经过多或反复出血、经期延长,严重情况下均可导致贫血,继而引起贫血相关的临床表现,如面色苍白、头晕、乏力、困倦等。少数病情较轻的子宫腺肌病患者月经失调症状不典型,不具备异常子宫出血的临床表现。

3.子宫增大

是子宫腺肌病的固有症状、体征,患者几乎均有不同程度的子宫增大。

4.不孕

子宫腺肌病降低怀孕概率,20%以上的子宫腺肌病患者合并不孕。子宫腺肌病增加孕产相关风险,子宫腺肌病患者妊娠后出现流产、早产和死产的概率显著增高,相应的不良产科并发症包括胎膜早破、子痫前期、胎位异常、胎盘早剥和前置胎盘的发生率也显著增高。

5.其他相关症状

子宫腺肌病患者的子宫增大到一定程度可压迫邻近器官,引起相关临床症状,如压迫膀胱可引起尿路症状,压迫肠管可引起肠刺激症状。子宫腺肌病患者长期疼痛以及不孕均可引起精神心理相关的躯体障碍等。

第三节 诊 断

一、依据病史、症状与体征、辅助检查诊断

1.病史

(1)孕产史:宫腔操作史包括人工流产、诊刮、宫腔镜手术等,子宫手术史(如子宫肌瘤剔除术等)。

(2)生殖道畸形导致生殖道梗阻的病史。

(3)子宫腺肌病或子宫内膜异位症家族史。

(4)其他疾病史,如内分泌疾病等。

2.症状与体征

(1)进行性加重的痛经。

(2)月经过多和(或)经期延长。

(3)不孕。

(4)妇科检查:子宫常为后位,活动度差,常子宫增大,呈球形,或有局限性结节隆起,质硬且有压痛,经期压痛更为明显。

具有以上典型的症状与体征,可以做出初步诊断。

3.辅助检查

主要包括影像学检查(超声、MRI 等)、实验室检查、组织病理学检查。

(1)超声:超声可较清晰地显示与子宫腺肌病病理变化相应的声像图特征,且方便、价廉、易重复,为子宫腺肌病首选的影像学检查方式。子宫腺肌病的超声表现与其组织病理学表现密切相关。

子宫腺肌病的超声表现:子宫增大,子宫前后壁不对称性增厚,增厚多发于子宫后壁及宫底。子宫肌层明显回声不均及粗糙。受累的子宫肌层内有小囊肿或微囊肿,直径通常为1～5mm,呈无回声或低回声,为子宫腺肌病较为特异的超声特征。子宫内可见很多垂直且细、呈放射状排列的扇形声影,又称百叶窗帘征或铅笔状声影。子宫内膜－肌层分界不清,内膜下线状、芽状或岛状高回声结节。彩色多普勒血流显像显示子宫肌层受累区域血流信号增加、血流走行为穿入血流方式。三维超声显示子宫内膜－肌层结合带增厚、不规则、中断或难以分辨。

根据病灶特点和累及范围可分为弥散性子宫腺肌病与局灶性子宫腺肌病,局灶性子宫腺肌病包括子宫腺肌瘤、子宫囊性腺肌病。超声检查中子宫腺肌病需与子宫肌瘤、子宫肌层局部收缩及子宫内膜癌的肌层浸润等相鉴别。

(2)MRI:具有图像直观、无操作者依赖性、多参数多平面成像、自身的软件和硬件快速发展等优势,已经越来越多地应用于子宫腺肌病的诊断、分型及药物治疗后的连续监测。

子宫腺肌病的MRI典型表现:子宫弥散增大,轮廓光滑,在T2加权像病灶显示较清晰,为子宫肌层内边界欠清的低信号病灶,与子宫内膜毗邻,与子宫内膜-肌层结合带分界不清;也可以表现为子宫内膜-肌层结合带的增粗或扭曲。肌层内的病灶表现为多发点状高信号,这些点状高信号在组织病理学上对应增生的异位内膜,而周围的低信号区域对应子宫肌层的平滑肌增生。T1加权像对病灶显示稍差,出血的灶性组织可表现为高信号。

(3)实验室检查:血清CA125水平可升高或正常。

(4)组织病理学检查:根据病史及典型症状体征可初步诊断为子宫腺肌病,超声和MRI可用于子宫腺肌病的临床诊断,组织病理学检查仍然是确诊子宫腺肌病的金标准。

二、子宫腺肌病的分型

子宫腺肌病可按影像学表现分为弥散性子宫腺肌病与局灶性子宫腺肌病(包括子宫腺肌瘤及子宫囊性腺肌病)。此外,特殊类型还有息肉样子宫腺肌病(包括子宫内膜腺肌瘤样息肉及非典型息肉样腺肌瘤)。

1.弥散性子宫腺肌病

异位的子宫内膜腺体和间质在子宫肌层内形似小岛,弥散性生长,可以部分或完全累及子宫后壁和(或)前壁,导致子宫前后径增大,子宫对称或不对称性体积增加,呈球形。子宫剖面见子宫肌壁显著增厚且质地较硬,无子宫肌瘤的漩涡状结构,在子宫肌壁中可见粗厚肌纤维带和微囊腔,腔内偶有陈旧性血液。临床上以此型居多。

2.局灶性子宫腺肌病

包括子宫腺肌瘤和子宫囊性腺肌病。①异位的子宫内膜腺体和间质在子宫肌层内局限性生长,与正常肌层组织形成结节或团块,类似子宫肌壁间肌瘤,称为子宫腺肌瘤。②子宫囊性腺肌病的特征为子宫肌层内出现1个或多个囊腔,囊腔内含棕褐色陈旧性血性液体,囊腔内衬上皮、有子宫内膜腺体和间质成分,又称为囊性子宫腺肌瘤或子宫腺肌病囊肿。

3.特殊类型

①子宫内膜腺肌瘤样息肉,或称子宫腺肌瘤样息肉、子宫内膜息肉样腺肌瘤,其组织学特点是由子宫平滑肌纤维、子宫内膜腺体和子宫内膜间质交织构成。②非典型息肉样腺肌瘤,是1种较罕见的恶性潜能未定的宫腔内病变。细胞生长活跃,显微镜下见杂乱不规则的腺体,似子宫内膜复杂性增生,基质中含有大量的平滑肌细胞,而且腺体结构及细胞学形态存在不同程度的不典型性改变。

子宫腺肌病所致的经量过多、经期延长及月经前后点滴出血等异常子宫出血均属于 AUB-A。可有单纯的 AUB-A,也可有合并其他出血原因的 AUB-A,常见的合并症有良性子宫内膜增生、子宫内膜息肉、子宫内膜癌、子宫平滑肌瘤、子宫内膜异位症等。

第四节 治 疗

一、西医治疗

治疗 AUB-A 即是针对异常子宫出血的症状治疗和管理子宫腺肌病。子宫腺肌病治疗和管理的主要目标是缓解疼痛、减少出血和促进生育,治疗方法视患者年龄、症状和有无生育要求决定,分药物治疗、手术治疗和介入治疗。

1.药物治疗

AUB-A 一线治疗方案包括口服孕激素、口服避孕药和左炔诺孕酮宫内缓释系统(LNG-IUS)。促性腺激素释放激素激动剂(GnRH-α)或促性腺激素释放激素拮抗剂为二线治疗药物。药物治疗的疗效是暂时性的,停药后症状易复发,因此需要对子宫腺肌病的治疗做长期管理。药物治疗时需个体化与规范化结合、长期疗效与不良反应兼顾。

(1)口服孕激素:可有效缓解子宫腺肌病的疼痛以及减少月经量。其中,地诺孕素是一种新型合成孕激素,作用机制为通过负反馈作用中度抑制促性腺激素的分泌,造成低雌激素的内分泌环境;抑制子宫内膜增生,抑制子宫内膜中的炎症反应和抑制内膜血管生成。副作用主要是子宫不规则出血,其他少见副作用包括体重增加、头痛、乳房胀痛等。

(2)口服避孕药:可有效缓解子宫腺肌病的疼痛以及减少月经量。副作用:较少,偶有消化道症状或肝功能异常。40岁以上或有高危因素(如糖尿病、高血压、血栓史及吸烟)的患者,要警惕血栓栓塞的风险。

(3)左炔诺孕酮宫内缓释系统(LNG-IUS):近期无生育要求、子宫大小小于孕8周者可放置LNG-IUS。对子宫大小大于孕8周的子宫腺肌病患者可予GnRH-α使子宫缩小后放置LNG-IUS。LNG-IUS放置方便,可以持续缓释左炔诺孕酮5年。临床应用表明,LNG-IUS对子宫腺肌病痛经性盆腔痛和月经过多均有效,已经得到多个指南的推荐以及患者的认可,其效果优于复方口服避孕药,可作为月经过多的子宫腺肌病患者的首选治疗。副作用:月经模式的改变,包括淋漓出血及闭经;子宫腺肌病患者使用LNG-IUS后脱落和下移时有发生,使用前应让患者充分知情。

放置时机。直接放置:可于月经来潮的7天内,避开月经量多时放置。对于子宫过大、重度痛经或严重贫血患者,可在GnRH-α预处理后再放置。术中放置:对于月经不规律或影像学提示子宫内膜异常者,应在放置前诊刮或宫腔镜检查并诊刮以排除子宫内膜病变。

(4)促性腺激素释放激素激动剂(GnRH-α):可以有效且快速缓解疼痛、治疗月经过多以及缩小子宫体积,也可作为大子宫或合并贫血的子宫腺肌病患者术前预处理及术后巩固的治疗。副作用:主要是低雌激素血症引起的绝经相关症状如潮热、阴道干燥、性欲降低、失眠及抑郁等,长期应用则有骨质丢失的可能。

(5)非甾体消炎药(NSAIDs):主要用于缓解子宫腺肌病的疼痛,对AUB-A的月经过多也有辅助治疗作用。副作用:主要为胃肠道反应,偶有肝肾功能异常。长期应用时要警惕胃溃疡的可能。

(6)其他药物:氨甲环酸可用于减少AUB-A的出血,但氨甲环酸有引起血栓形成的可能性,有血栓形成倾向及有心肌梗死倾向者应慎用。对AUB-A合并缺铁性贫血者,止血的同时还应使用铁剂,同时服用维生素C可提高铁的吸收率。

2.手术治疗

从缓解症状和促进生育考虑,子宫腺肌病患者应首先选择药物治疗。对于无法耐受长期药物治疗、药物治疗失败的生育年龄患者,可以选择保留子宫的手术,即保留生育功能的手术。根治性治疗是子宫全切除术。

(1)子宫全切除术:适用于无生育要求、症状严重、药物治疗效果不理想的子宫腺肌病患者。可以经腹腔镜、开腹或经阴道完成,手术路径的选择基于子宫大小、盆腔粘连情况等多种因素的考虑。

（2）保留子宫的手术：包括局灶性子宫腺肌病的腺肌瘤切除术、弥散性子宫腺肌病的病灶减少术以及子宫内膜消融或切除术。可经腹腔镜、开腹及机器人辅助的腹腔镜完成。与子宫肌瘤不同，子宫腺肌瘤与正常肌层分界并不清楚，病灶难以切净，这是术后疼痛复发的主要原因，疼痛复发与残留的病灶大小有一定的相关性。对于弥散性子宫腺肌病的病灶减少术，有多种术式的报道，子宫壁上的切口可以是垂直的、对角的、H形的，子宫重建的术式有 U 形缝合、重叠法、三瓣法等。为了延缓或减少术后的复发，需要尽可能多地切除病灶，可能进入宫腔，切除病灶后子宫壁的重塑比较困难，因此更适合开腹手术。保留子宫的手术后症状的缓解、复发、生育的结局以及子宫破裂的风险是应该关注的问题。子宫腺肌病病灶部分切除的研究中报道的复发率为 19%。荟萃分析显示，子宫囊性腺肌病的切除手术后妊娠率最高。子宫腺肌病保守性手术后妊娠子宫破裂的风险为 6.8%，远高于子宫肌瘤剔除术后（约 0.26%）。此外，子宫腺肌病手术后还有妊娠胎盘植入等高危妊娠的报道。推荐在子宫腺肌病保守性手术前与患者充分沟通手术的利弊和可能的风险。从有利于病灶切除和修复子宫壁的角度，开腹手术更为适宜。

（3）宫腔镜手术：为子宫腺肌病的保守性手术治疗。宫腔镜在部分局灶性子宫腺肌病及浅层弥散性子宫腺肌病中有一定的治疗作用，深层弥散性子宫腺肌病无法通过宫腔镜治疗，宫腔镜不作为子宫腺肌病的一线治疗方案。对合并子宫内膜病变的 AUB-A，宫腔镜检查有助于全面诊断和治疗异常子宫出血。在宫腔镜下，可在微型器械或双极电极下去除囊性出血灶和直径＜1.5cm 的浅层子宫腺肌瘤。在子宫腺肌瘤切除术中要注意动态监测正常子宫肌层的完整性，防止切除过深。适用于去除直径＜1.5cm 的浅层子宫腺肌病结节及弥散性子宫腺肌病。子宫内膜－肌层切除术为治疗浅层子宫腺肌病的手段之一，成功率不尽相同，也可能造成异位内膜播散，从而加重病情。

3. 介入治疗

包括子宫动脉栓塞术（uterine arterial embolization，UAE）、高强度聚焦超声（high intensity focused ultrasound，HIFU）消融治疗及其他（如射频或微波消融等）治疗方法。这些介入治疗方法应用于子宫腺肌病，可缩小病灶、改善症状，但不能完全切除病灶、无法获取病变组织进行病理检查，应严格掌握治疗的适应证、禁忌证、对妊娠及生育的影响。

（1）UAE：UAE 属于血管介入治疗的 1 种，通过栓塞双侧子宫动脉，导致异位内膜缺血、缺氧，发生坏死、吸收，从而达到减小病灶及子宫体积、减轻临床症状的治疗作用。医生及患者均应充分了解治疗过程及风险。

符合下列情况之一的患者可选择 UAE 治疗方法：子宫腺肌病导致大量急性子宫出血时；非手术治疗失败或拒绝手术治疗或有多次手术史而再次手术治疗难度大或患者难以耐受手术治疗时。

禁忌证:有介入治疗的一般禁忌证,如造影剂过敏、全身严重感染或穿刺点皮肤感染;严重的心、肝、肾等重要器官功能障碍无法耐受治疗;严重凝血功能障碍;严重的免疫抑制者;月经期、妊娠期或哺乳期子宫腺肌病患者;合并急性泌尿系统、生殖系统感染者;已知或可疑子宫腺肌病恶变,或合并子宫及其他可疑或已知的恶性病变者,除病变引起急性大量子宫出血时可行介入治疗止血外,一般不行介入治疗;经 CT 血管成像数字化三维重建提示病灶主要有双侧卵巢动脉。

并发症:术中并发症包括局部出血或血肿、动脉痉挛、动脉穿刺伤等。术后并发症包括疼痛、栓塞后综合征、血栓形成、动脉破裂或动脉夹层、误栓血管、感染、过敏反应或皮疹、阴道分泌物、月经过少、闭经及其他。

对妊娠及生育的影响:UAE 对妊娠及生育的影响仍不明确,有 UAE 后正常妊娠并分娩的报道,但 UAE 有导致卵巢功能下降的风险,考虑与栓塞剂沿血流至卵巢动脉有关,且与患者年龄呈正相关。UAE 可能造成子宫内膜粘连,可能增加不良妊娠结局的风险。因此,对于有生育要求的子宫腺肌病患者应慎重采用 UAE 治疗。

(2)HIFU:HIFU 是 1 种无创治疗方法,应用超声波良好的穿透性、方向性和可聚焦性的特点,将超声波自体外聚焦于体内靶区,使组织温度骤升至 65℃ 以上,产生热效应,导致病变局部组织细胞发生凝固性坏死,同时产生空化效应及机械效应,以达到不损伤周围组织但破坏病灶的效果。

适应证:有症状的子宫腺肌病;病变处肌壁厚度>3cm;绝经前;机载影像学设备定位成功,有足够声通道;患者要求 HIFU 治疗。

禁忌证:盆腔急性感染或慢性感染急性发作;月经期、妊娠(包括可疑妊娠)及哺乳期;不排除恶变或合并需行子宫切除的良恶性病变;下腹部多次手术史或腹壁抽脂术史致瘢痕形成严重者;预定位超声波入射通道内有不能推离的肠管;严重的心、脑、肺等重要器官功能障碍,无法耐受治疗者;患者无法正常交流或无法耐受俯卧位。

并发症:治疗区域皮肤水疱、橘皮样改变;下腹部疼痛;阴道排液及流血;骶尾部和(或)臀部疼痛;下肢感觉异常等。

对妊娠的影响:目前缺乏高质量的临床证据,有研究报道未增加不孕、流产等产科并发症的发生,但也有治疗后子宫内膜损伤的病例报道。因此若患者有生育要求,应严格把握指征,做好治疗前的影像学评估,严格控制消融剂量及范围,避免损伤子宫内膜、影响治疗后的妊娠。

(3)射频或微波消融:射频或微波消融也是热消融治疗方法,在子宫腺肌病的临床应用较少。射频或微波消融不排除造成子宫内膜热损伤的可能,且有文献报道经阴道射频消融后出现宫腔粘连,对于有生育要求的患者应慎重选择。

二、AUB-A 的中医辨证论治

按照"急则治其标，缓则治其本"的原则，AUB-A 的中医治疗原则：异常子宫出血时，按寒热虚实辨证，塞流以止血；出血干净后，辨证求因，分型论治，化瘀散结、调补冲任以澄源和复旧。治疗方法以中药治疗为主，配合针灸、穴位贴敷、温阳灸、铺姜灸、中药离子导入等多种中医适宜技术。

1. 异常子宫出血之际——塞流

AUB-A 的主要病机为血瘀，异常子宫出血之际的止血原则为化瘀止血，热者清热凉血，寒者温阳固涩，虚者补气摄血，实者活血止血。

1）中草药

首选应用化瘀止血类药，如三七、茜草、蒲黄、艾叶等中药止血不留瘀。异常出血期间，在化瘀止血的基础上，依据寒热虚实辨证加减用药。

（1）瘀滞胞宫实证。

主要证候：经期延长或非时而下，经量多或少，淋漓不净，血色紫黯有块，小腹疼痛拒按，舌紫黯，有瘀斑瘀点，脉涩或弦涩有力。

证候分析：瘀滞冲任，血不循经，故经血非时而下，量多或少，淋漓不断；冲任阻滞，经血运行不畅，故血色紫黯有块；不通则痛，故小腹疼痛拒按。舌紫黯或有瘀点，脉涩或弦涩有力，也为血瘀之征。

治则：活血散结、化瘀止血。

方药：逐瘀止崩汤。

当归、川芎、三七、没药、五灵脂、丹皮炭、炒丹参、炒艾叶、阿胶（蒲黄炒）、牡蛎、龙骨、乌贼骨。

方解：方中没药、五灵脂活血祛瘀、散结止痛；三七、丹皮炭、炒丹参活血化瘀止血；当归、川芎养血活血；阿胶、炒艾叶养血止血；乌贼骨、龙骨、牡蛎固涩止血。全方共奏活血散结、化瘀止血之效。

（2）偏血热型。

主要证候：经量多或经期延长或非时而下，量多如崩，或淋漓不断，血块多，血色深红，质稠，小腹疼痛，心烦少寐，渴喜冷饮，头晕面赤，舌红，有瘀斑瘀点，苔黄，脉滑数。

证候分析：瘀阻胞宫，夹热伤冲任，迫血妄行，故经血非时而下，量多如崩，或淋漓不断，血块多；血为热灼，故血色深红，质稠；胞宫疏泄不畅，故小腹疼痛；邪热内炽，津液耗损，故口渴喜饮；热扰心神，故心烦少寐；邪热上扰，故头晕面赤。舌红，有瘀斑瘀点，苔黄，脉滑数，为血热夹瘀之象。

治则：清热凉血、化瘀止血。

方药：清经固经汤加减配合化瘀止血药。

生地黄、地骨皮、黄芩、藕节、陈棕炭、甘草、焦栀子、地榆、三七、茜草、小蓟、马齿苋、白花蛇舌草。

方解:方中茜草、小蓟、焦栀子、地榆、马齿苋清热凉血止血;黄芩、白花蛇舌草清热凉血;三七、茜草化瘀止血;地骨皮、生地黄清热凉血养阴;焦栀子、地榆清热凉血止血;藕节、陈棕炭收敛止血;甘草调和诸药。全方共奏清热凉血、化瘀止血之效。

若肝郁化火者,兼见胸胁乳房胀痛、心烦易怒、时欲叹息、脉弦数等症,宜平肝清热化瘀止血,在前方基础上加醋炒香附、蒲黄炭、血余炭、荆芥炭以清肝理气止血。

(3)偏脾虚血虚型。

主要证候:经量多或经期延长或非时而下,量多如崩,或淋漓不断,色淡质稀,小腹疼痛,劳累或久站后加重,神疲体倦,气短懒言,不思饮食,四肢不温,或面浮肢肿,面色淡黄,舌淡胖,有瘀斑瘀点,苔薄白,脉缓弱。

证候分析:脾气虚陷,冲任不固,血失统摄,故经血非时而下,量多如崩,或淋漓不断;脾虚气血化源不足,故经色淡而质稀;脾虚气血乏源,胞宫不容则痛,故小腹疼痛,劳累或久站后加重;脾虚中气不足,故神疲体倦,气短懒言;脾主四肢,脾虚则四肢失于温养,故四肢不温;脾虚中阳不振,运化失职,则不思饮食;甚或水湿泛溢肌肤,故面浮肢肿。面色淡黄,舌淡胖,有瘀斑瘀点,苔薄白,脉缓弱,也为脾虚夹血瘀之象。

治则:健脾益气,化瘀止血。

方药:固冲汤加化瘀止血药。

白术、黄芪、煅龙骨、煅牡蛎、山茱萸、白芍、海螵蛸、茜草、棕榈炭、五倍子、蒲黄炭、五灵脂。

方解:方中黄芪、白术健脾益气以摄血;龙骨、牡蛎、海螵蛸固摄冲任;山茱萸、白芍益肾养血,酸收止血;五倍子、棕榈炭涩血止血;茜草、蒲黄炭、五灵脂活血止血,血止而不留瘀。全方共奏健脾益气、化瘀止血之效。

若出血量多者,酌加人参、升麻、仙鹤草。若兼夹肾阴虚证,可加龟版、鳖甲、旱莲草;兼夹肾阳虚证,可加巴戟天、肉苁蓉;纳差,加神曲、砂仁、谷芽、麦芽等。

(4)偏阳虚血寒型。

主要证候:经量多或经期延长或非时而下,出血量多,或淋漓不尽,经血色淡质稀,下腹冷痛,怕冷,喜温,腰痛如折,畏寒肢冷,小便清长,大便溏薄,面色晦暗,舌淡黯,有瘀斑瘀点,苔薄白,脉沉细弦。

证候分析:肾阳虚衰,冲任不固,血失封藏,故经乱无期,经血量多,淋漓不断;肾阳不足,经血失于温煦,故色淡质稀;肾阳虚衰,冲任虚寒,寒凝胞宫,故下腹冷痛,怕冷,喜温;肾阳虚衰,外府失荣,故腰痛如折,畏寒肢冷;膀胱失于温化,故小便清长;不能上温脾土,则大便溏薄。面色晦暗,舌淡黯,有瘀斑瘀点,苔薄白,脉沉细弦,也为肾阳虚衰、血寒血瘀之征。

治则:温阳散寒,化瘀止血。

方药:大补元煎加味配合化瘀止血药。

人参、山药、熟地黄、杜仲、当归、山茱萸、枸杞、炙甘草、补骨脂、鹿角胶、艾叶炭、炮姜炭、仙鹤草、蒲黄炭。

方解:方中人参大补元气,熟地黄、当归滋阴补血,人参与熟地黄相配,即是景岳之两仪膏,善治精气大亏之证;艾叶炭、炮姜炭、蒲黄炭温经散寒、化瘀止血;仙鹤草补虚收敛止血;杜仲、补骨脂、鹿角胶温肾阳;枸杞、山茱萸、山药补肝脾肾;甘草助补益而和诸药。诸药配合,功能温阳散寒,化瘀止血。

2)中成药

得益于丰富的中医药宝库,临床应用于 AUB-A 出血期止血的中成药较为丰富,如致康胶囊,清热凉血止血,兼有化瘀生肌定痛,适用于 AUB-A 的血热型;白柏胶囊,补气固冲,清热止血,适用于 AUB-A 的气虚夹血热型;海墨止血胶囊,收敛止血,适用于 AUB-A 的虚不摄血型;云南白药胶囊,化瘀止血,兼有活血止痛、解毒消肿之功,适用于 AUB-A 的瘀血阻滞型。

3)其他中医适宜技术

艾灸、穴位贴敷、温阳灸等。

2. AUB-A 出血干净后,辨证求因,分型论治——澄源和复旧

(1)气滞血瘀证。

证候:主证为经前期、经期有下腹胀痛,拒绝按压,逐年加重,经行不畅,颜色暗,有血块,血块下则疼痛减轻,胞中有结块,固定不移。次证为乳房胀痛,肛门坠胀,心情烦躁。舌脉:舌暗,有瘀点瘀斑,脉弦涩。

证候分析:七情所伤,肝气郁结,气血运行受阻,日久瘀滞冲任、胞宫,结块积于少腹,致胞宫疏泄失常,血不循经,非时而下,发为崩漏及下腹胀痛,且逐年加重。结块积于少腹,气血瘀滞,故胞中有结块,固定不移,经行不畅,颜色暗,有血块,血块下则疼痛减轻。乳房胀痛,肛门坠胀,心情烦躁均为肝郁气滞之征。舌暗,有瘀点瘀斑,脉弦涩,为气滞血瘀之征。

治则:疏肝行气,活血散结。

方药:香棱丸。

木香、丁香、三棱、莪术、枳壳、青皮、川楝子、小茴香、朱砂。

方解:方中木香、丁香、小茴香温经理气;青皮疏肝解郁,消积行滞;川楝子、枳壳除下焦之郁结,行气止痛;三棱、莪术行气破血,消癥散结;朱砂护心宁神。

中医适宜技术:针灸、中药离子导入、穴位贴敷、刮痧、拔罐等。

（2）寒凝血瘀证。

证候：主证为经前期与经期下腹有冷痛感，怕冷，喜温，月经推迟或淋漓不尽，颜色暗，有血块，血块下或得温则疼痛减轻，小腹有包块，积块坚硬，固定不移，疼痛拒按。次证为形体寒、肢体冷、面色苍白。舌脉：舌质暗淡，舌苔白，脉弦紧。

证候分析："血气者，喜温而恶寒"，寒客冲任，血为寒凝，故月经推迟或淋漓不尽，颜色暗，有血块；得热则寒凝暂通，故腹痛减轻；寒凝血瘀，气血运行不畅，经行之际，气血下注冲任，胞脉气血壅滞，不通则痛，故痛经发作；胞宫寒凝血瘀积结日久，故小腹有包块，积块坚硬，固定不移，疼痛拒按；寒伤阳气，阳气不能敷布，故怕冷，喜温，形体寒、肢体冷、面色苍白。舌质暗淡，舌苔白，脉弦紧，为寒凝血瘀之征。

治则：温经散寒，祛瘀散结。

方药：温经汤加味。

人参、当归、川芎、白芍、肉桂、莪术、牡丹皮、牛膝、甘草、三七粉、炒蒲黄、炮姜。

方解：方中肉桂、炮姜温经散寒，通脉调经；当归、川芎养血活血调经；人参甘温补气，助肉桂通阳散寒；莪术、牡丹皮、牛膝活血祛瘀，助当归、川芎通行血滞；三七粉、炒蒲黄化瘀散结止血；白芍、甘草缓急止痛。全方共奏温经散寒、祛瘀散结之效。

经行腹痛明显者，加小茴香、香附、延胡索以散寒行滞止痛。若积块坚牢，酌加鳖甲、穿山甲以软坚散结，化瘀消癥。

中医适宜技术：针灸、温阳灸、脐腹铺姜灸、督灸、穴位贴敷。

（3）热灼血瘀证。

证候：主证为经前期或经后期出现发热，小腹有包块拒按，下腹及腰骶疼痛，疼痛难以忍受，经期提前或延长，经血量多，经前期腹痛加重。次证为口苦，咽干，烦躁不安，便秘溲黄。舌脉：舌质呈红色，有瘀斑或瘀点，舌苔黄，脉弦数。

证候分析：火热伤络留瘀，瘀久生热化火，致火热瘀结。热毒积聚，阻滞冲任，气滞血瘀，结而成癥瘕，故小腹有包块拒按，下腹及腰骶疼痛；热灼冲任，迫血妄行，又瘀血内阻，血不归经，故经期提前或延长，经血量多；瘀血内停，气机不畅，经前血海盛满，故经前腹痛加重，烦躁不安；毒热壅盛，营卫不和，故发热口渴；热邪伤津，故便秘溲黄。舌红，有瘀斑或瘀点，舌苔黄，脉弦数，为热灼血瘀之征。

治则：清热凉血，化瘀散结。

方药：白莲散结汤。

白花蛇舌草、半枝莲、皂角刺、莪术、土鳖虫、仙茅、淫羊藿、猪苓。

方解：针对火热病因以白花蛇舌草，半枝莲清热解毒，消肿止痛为君；针对"阴络伤则血内溢"致瘀血积结、留滞体内，以皂角刺、莪术、土鳖虫化瘀散结为臣；更因下焦瘀血的消散，有赖肾气之健旺和水道的通调而伍入仙茅、淫羊藿辛温壮肾阳助气化为佐。"开鬼门，洁净府"为祛邪之法，方中猪苓利水渗湿，引邪下行入肾，入膀胱,使邪自小便而出。全方共收清热凉血、化瘀散结之功。因痛经乃周期性发生,且为渐进性加重,故多患病已久,是以本方不在治标止痛,而在去因治本,渐收无痛之功。

中医适宜技术:针灸、中药离子导入、穴位贴敷、刮痧、拔罐等。

(4)痰瘀互结证。

证候:主证为经行期间腹痛加重,为坠痛感或刺痛感,疼痛部位固定,小腹可有包块,月经量增加,或见月经时间延长,经血黏稠。次证为带下量多,色白,质黏稠,胸脘痞闷,时欲呕恶,大便黏滞。舌脉:舌体肥大,或见齿痕,有瘀斑瘀点,舌苔白腻,脉弦滑或脉弦涩。

证候分析:痰湿下注冲任,阻滞胞络,积而成癥,不通则痛,故经行期间腹痛加重,为坠痛感或刺痛感,疼痛部位固定,小腹可有包块;痰瘀互结,阻于冲任,胞宫壅塞,疏泄失常,故月经量增加,经期延长,经血黏稠;痰饮内结,则胸脘痞闷;痰阻中焦,则恶心泛呕;湿痰下注,则带下量多,色白黏稠,大便黏滞。舌体肥大,或见齿痕,有瘀斑瘀点,舌苔白腻,脉弦滑或脉弦涩,为痰瘀互结之征。

治则:化痰散结,活血消癥。

方药:散聚汤合三棱煎合方。

半夏、陈皮、茯苓、当归、杏仁、桂心、槟榔、甘草、三棱、莪术、麦芽、生姜。

方解:方中杏仁、陈皮、槟榔行上中下三焦之气滞而化痰结;半夏、茯苓、麦芽、生姜除湿化痰,降逆止呕;桂心、当归温经活血而消癥;三棱、莪术理气活血消癥;甘草调和诸药。全方共奏化痰散结、活血消癥之效。

中医适宜技术:针灸、温阳灸、脐腹铺姜灸、中药离子导入、穴位贴敷、刮痧、拔罐等。

(5)气虚血瘀证。

证候:主证为经前期或经后期有下腹疼痛感,经量多或经期延长或非时而下,量多如崩,或淋漓不断,经血有瘀块,经色淡质稀。次证为乏力,神疲,肛门有坠胀感,面色少华,大便不实,带下量多质稀。舌脉:舌胖,齿痕,有瘀点,脉细弦或脉涩。

证候分析:久病耗伤气血,或饮食失节所伤,以致气血无力而致瘀阻冲任胞宫,故经前期或经后期有下腹疼痛感,经血有瘀块;气虚则冲任不固,血失统摄,故经量多或经期延长或非时而下,量多如崩,或淋漓不断;气虚火衰不能化血为赤,故经血色淡质稀;气虚带脉失约,带下量多质稀;气虚中阳不振,故乏力,神疲,大便不实;气虚失于升提,故肛门有坠胀感;气虚阳气不布,故面色少华。舌胖,齿痕,有瘀点,脉细弦或脉涩,为气虚血瘀之象。

治则:补气固冲,活血化瘀。

方药:补阳还五汤。

黄芪、当归尾、赤芍、地龙(去土)、川芎、红花、桃仁。

方解：本方重用生黄芪，补气固冲，意在气旺则血行，瘀去络通，为君药。当归尾活血化瘀而不伤血，用为臣药。赤芍、川芎、桃仁、红花协同当归尾以活血祛瘀；地龙通经活络，力专善走，周行全身，以行药力，亦为佐药。全方共奏补气固冲、活血化瘀之效。

气虚甚者，加党参（或人参）、炙甘草。阳气不振者加桂枝。瘀血久积不去者加水蛭、虻虫。肢体肿甚者加车前子、泽兰、泽泻。

中医适宜技术：针灸、温阳灸、脐腹铺姜灸、督灸、穴位贴敷等。

（6）肾虚血瘀证。

证候：主证为经期或经后期下腹有坠痛感，下腹可有结块，月经时间无定期，经量多或经期延长或非时而下或淋漓不断，经血有血块。次证为不孕，或有流产，腰膝酸楚，疼痛累及下肢或阴户，头晕，目眩。舌脉：舌质暗，有瘀点，舌苔较为薄白，脉沉细或脉涩。

证候分析：肾虚封藏失职，开阖不利，冲任失调，血海蓄溢失常，月经时间无定期，经量多或经期延长或非时而下或淋漓不断；肾气虚衰，无力推动而血行迟滞，瘀滞胞宫日久而成癥，故经期或经后期下腹有坠痛感，下腹可有结块，经血有血块；冲任虚衰，胞宫瘀滞，不能摄精成孕，不能运气血以养胎，而成不孕或有流产；腰为肾府，肾主骨生髓，肾虚致腰膝酸楚，瘀阻冲任致疼痛累及下肢或阴户；肾虚髓海不足致头晕，目眩。舌质暗，有瘀点，舌苔较为薄白，脉沉细或脉涩为肾虚血瘀之象。

治则：补肾益精，活血化瘀。

方药：当归地黄饮合桃红四物汤加味。

熟地黄、山茱萸、杜仲、山药、牛膝、甘草、紫河车、丹参、桃仁、红花、川芎、白芍、当归。

方解：方中熟地黄、山茱萸、当归、紫河车补肾益精养血；当归、白芍、丹参养血活血调经；桃仁、红花、川芎活血化瘀；杜仲、牛膝强腰膝；山药补脾滋生化之源；甘草调和诸药。全方共奏补肾益精、活血化瘀之效。

形寒肢冷者，酌加肉桂、淫羊藿、人参。夜尿频数者，酌加益智仁、桑螵蛸。

中医适宜技术：针灸、温阳灸、脐腹铺姜灸、督灸、穴位贴敷等。

第五节　总　　结

AUB-A 的原发疾病子宫腺肌病属于妇科良性肿瘤的范畴，但其侵袭、迁移、凋亡率低的生物特性决定疾病性质缠绵难愈，术后较易复发，需要长期个体化管理。中西医结合治疗 AUB-A 不是简单的西医疗法和中医疗法的叠加，而是根据患者个体化的症状、病变程度、生育意愿，合理制订中西医结合的治疗策略。治疗总原则：异常出血期间尽快止血；非出血期，遵循减轻和消除疼痛、改善和促进生育、减灭和消除病灶、减少和避免复发的原则。症状较轻、病灶较小、病情进展缓慢、有生育要求的患者可选择中西医结合保守治疗。有生育要求的患者也可选择保留子宫的手术或介入治疗。症状较重、病灶较大、病情进展快、无生育要求的患者可选择手术治疗后,配合中西医结合治疗以减少和避免复发。考虑合并宫腔病变者,可选择宫腔镜手术。有生育要求且自然受孕困难的患者及时行体外受精－辅助移植治疗。

一、AUB-A 出血期的中西医结合治疗

(1)首选口服避孕药加中药止血,可明显减少出血时间和出血量,需严格掌握口服避孕药的适应证与禁忌证。

(2)可选孕激素类药物加中药止血,可明显减少出血时间和出血量,需严格掌握孕激素类药物的适应证与禁忌证。

(3)怀疑内膜病变者,或药物治疗无效者,或严重贫血者,考虑行诊断性刮宫以止血。

(4)止血同时积极治疗合并症,缓解和消除不适症状,如贫血、盆腔痛等。

二、AUB-A 非出血期的中西医结合治疗

(1)根据患者个体化的病情判断是否需要用左炔诺孕酮宫内缓释系统。左炔诺孕酮宫内缓释系统使用时可用中药辅助以减少不适症状。

(2)根据患者个体化的病情判断是否需要手术治疗。术后中西医结合治疗以减轻和消除疼痛、改善和促进生育、减灭和消除病灶、减少和避免复发。

(3)对有生育要求者,评估其生育能力,是否需要保留子宫的手术或介入治疗?暂不需要手术者,积极行中西医结合治疗以提供良好的受孕时机。若手术,术后积极行中西医结合治疗以改善和促进生育。有生育要求且自然受孕困难的患者及时行体外受精－辅助移植治疗,治疗过程中可配合中医治疗以提高成功率。

第六节　病案分析

罗某,38 岁。

2019 年 7 月 15 日初诊,主诉为痛经进行性加重伴月经量多、经期延长 2 年。

患者 2 年前胚胎停育,反复清宫后开始出现经行腹痛,进行性加重,以经行前 3 天为主,有坠胀感,肛门坠胀,伴冷汗出,喜揉按,热敷无明显缓解,影响工作和生活,服止痛药无缓解。经量多,夹血块,色鲜红。经期延长至 10 天左右。末次月经:2019 年 7 月 10 日。量偏多,下腹坠胀痛,服止痛药后仍不缓解。既往月经规律,初潮 14 岁,周期为 27～30 天,经期 7 天,孕 3 产 1 流 2。2008 年行剖宫产,

2017年胚胎停育1次,近半年未避孕,有生育要求。

辅助检查:阴道彩超见子宫大小为6.8cm×6.5cm×5.9cm;内膜厚度为0.7cm,实质回声不均;子宫呈球形增大,后壁见数个稍弱回声,较大者约为3.5cm×3.2cm×2.2cm,边界欠清。超声提示:子宫腺肌瘤?查抗苗勒管激素,1.92ng/mL。舌质偏红,苔薄白,脉略弦。

初步诊断:

中医诊断:痛经,月经过多,经期延长(火热瘀结)。

西医诊断:AUB-A,子宫腺肌病。

治法:全面评估本例患者病情,症状较重、病灶不大、有生育要求,目前可选择中西医结合保守治疗。观察疗效,若病灶进展快,可考虑保留子宫的手术或介入治疗(可能影响后续的生育潜能)。因患者目前卵巢储备功能有所下降,若自然受孕困难,考虑及时于生殖科就诊行体外受精—辅助移植治疗。

目前为经期未净,需治疗AUB-A的经期延长。经评估,无口服避孕药的禁忌证,予炔雌醇环丙孕酮口服,每日1片,每晚定时连续服;同时予中药清热固经汤加减以清热化瘀、凉血止血。

处方组成:生地黄、地骨皮各12g,黄芩9g,藕节、陈棕炭、白花蛇舌草各30g,甘草、焦栀子各6g,地榆、茜草、小蓟、马齿苋各15g,三七3g。7剂,每天1剂,水煎,分2次服。嘱1周后复诊。

2019年7月22日二诊。服上诊中西药无不适,本次月经7天干净。目前为非经期,宜中药清热化瘀散结,予白莲散结汤。

处方组成:白花蛇舌草、半枝莲各30g,酒仙茅、淫羊藿各15g,猪苓20g,莪术15g,土鳖虫、皂角刺各10g。21剂,每天1剂,水煎,分2次服(经期不停药)。同时辅助针灸治疗和中药离子导入治疗,每周1次。

2019年8月13日三诊。服上诊中西药无不适。末次月经:2019年8月10日。经量较前有减少,夹血块,下腹胀痛能忍,痛经明显缓,未服止痛药。舌暗红,苔薄白,脉平略弦滑。诊断同前,辨证:热瘀。治法:西药炔雌醇环丙孕酮连续服用3个月经周期,月经第6天开始,服用5天中药清热固经汤加减,清热化瘀,凉血止血。然后,服用21天白莲散结汤,清热化瘀散结。在非经期同时辅助针灸治疗和中药离子导入治疗,每周1次。

2019年10月12日四诊。上述中西药治疗已有3个月,近2个月经量中等,轻微痛经,无肛门坠胀,纳眠可,二便调。复查妇科B超:子宫腺肌瘤较3个月前未增大。嘱患者停止上述治疗,在助孕中药和针灸治疗同时,监测卵泡,指导同房,积极试孕。

第八章 子宫肌瘤所致异常子宫出血

第一节 概 述

子宫肌瘤所致的异常子宫出血属于子宫器质性疾病导致的 AUB,英文缩写为 AUB-L。子宫肌瘤,又称子宫平滑肌瘤,主要由子宫平滑肌细胞增生而成,其中有少量纤维结缔组织作为支持组织,是最常见的妇科良性肿瘤,通常发生在 30～50 岁的女性,育龄期女性患病率可达 25%,大多数子宫肌瘤患者无明显临床表现。子宫肌瘤可以是单个的,但多发的更常见。根据肌瘤与子宫肌壁的关系,子宫肌瘤分为浆膜下肌瘤、肌壁间肌瘤和黏膜下肌瘤。按肌瘤生长的部位又分为宫体部肌瘤、宫颈部肌瘤和阔韧带肌瘤。

子宫肌瘤所致的异常子宫出血在祖国医学属癥瘕、崩漏、经期延长、月经过多等范畴。如《灵枢·水胀》说:"癥瘕生于胞中,寒气客于子门,子门闭塞,气不得通,恶血当泻不泻,衃以留止,日以增大,状如怀子,月事不以时下……"说明癥瘕有腹内肿块日渐长大、月经过多、经期延长及不规则阴道出血等症状。

本病中医病因病机多为机体正气不足,六淫乘袭,七情内伤,或房室所伤、饮食失宜等致气血不和,脏腑失调,进而损伤冲任,血、瘀、痰、湿相结,阻于胞宫,日久积而成癥瘕。瘀血内停,血不归经,故可崩漏时现。气血不和,不通则痛,故可出现腰疼、痛经。瘀血阻滞,影响下焦气化,故可致便秘或尿潴留。

第二节 临床表现

子宫肌瘤的症状与肌瘤的位置、大小、生长速度及有无变性有关。黏膜下子宫肌瘤常表现为经期延长、经量增多或淋漓出血,多数患者发生继发性贫血,也可有痛经、阴道排液或分泌物增多等症状。较小的肌壁间肌瘤可无症状,肌瘤较大时可因压迫膀胱、直肠、输尿管等出现相应压迫症状,如尿频、排便困难等,也可自己触及下腹部包块。浆膜下肌瘤蒂扭转时可出现急性腹痛,肌瘤红色变性时可发生腹痛伴发热。肌瘤影响宫腔形态或压迫输卵管时可导致不孕。

子宫肌瘤导致的 AUB 常表现为月经过多、经期延长、经间期出血,其他常见症状还有盆腔痛、继发性痛经、下腹胀、不孕、继发性贫血等。若肌瘤较大,还可出现压迫症状,甚至排尿、排便异常。AUB-L 临床表现除了月经异常的症状外,还常有子宫肌瘤的相关症状和体征。最容易引起 AUB-L 的是子宫黏膜下肌瘤(FIGO 子宫肌瘤亚分类系统的 0～3 型),其次是肌壁间肌瘤。

第三节 诊 断

首先,患者需符合 AUB 诊断;其次,需明确引起 AUB 的病因为子宫肌瘤。

1. AUB 的诊断

AUB 是妇科临床常见的疾病,指与正常月经的周期频率、规律性、经期长度、经期出血量中任何一项不符合且源自子宫腔的异常出血。根据问诊,了解患者月经周期、经期、经量、经色、经质及月经期的伴随症状即可进行诊断。

AUB-L 最常见的月经异常是月经量多和经期延长,正常女性经期平均失血量为 30～50mL,当月经量超过 80mL 则被认为月经过多。正常经期为 3～7 天,AUB-L 患者经期常超过 7 天,甚至淋漓半个月或更长时间。

2. 子宫肌瘤的诊断

通过盆腔超声、宫腔镜、妇科检查、CT、MRI、腹腔镜检查均可诊断。

超声检查是子宫肌瘤最常见的检测手段。近年来,随着医学影像技术的不断进步,彩色多普勒超声技术被不断应用于子宫肌瘤的鉴别诊断。盆腔超声主要是经阴道超声、腹部超声、经直肠超声,根据患者的性生活史和肌瘤大小、位置选择相应的超声检测方式,有时须结合几种超声检测方式以明确诊断。

子宫肌瘤的典型超声征象:黏膜下肌瘤可呈内膜下肌层的中低回声,突出宫腔,子宫内膜变形或连续性中断,完全突出宫腔者呈宫腔内实性占位,与内膜间有裂隙状回声。肌壁间肌瘤多呈肌层内中低回声,少数呈强或中强回声,边界清晰,圆或椭圆形,形态规则,较大者可伴后方回声衰减。浆膜下肌瘤呈肌层内的中低回声,向浆膜下外突,多发者子宫形态可以不规则,完全外突者可以蒂状结构与子宫宫体相连。

子宫肌瘤彩色多普勒血流征象:由于子宫肌瘤为富血供瘤体,故子宫肌瘤周边可见清晰环状或半环状的血流信号,并且部分血流信号呈树枝状进入瘤体内部。部分肌瘤因为声衰减仅显示近场血流,远场血流显示受限。当肌瘤发生囊性变、钙化等退行性改变的时候,瘤体内血流信号可以明显减少,如果囊性变、钙化显著,周边及内部均无血流信号。子宫肌瘤玻璃样变一般多为 4cm 以上的大肌瘤内出现无回声区,边缘不甚清晰,后方回声增强。绝经后子宫肌瘤增长迅速、内部回声不均、边界不规则应考虑肉瘤变性可能,此类少见。

鉴于超声对内膜受压形态改变及形态异常宫体评估的局限性,以及 MRI 较好的软组织分辨力在宫体肿瘤评估中的应用,有时也需要借助盆腔 MRI 进一步诊断子宫肌瘤。宫腔镜对黏膜下肌瘤有较好的诊断和治疗作用。妇科检查对子宫形态改变、瘤体的质地和活动度有一定的诊断作用。四合诊对子宫直肠窝的肌瘤有较好的诊断作用,但对较小的肌瘤无法诊断。

3. 排除其他导致 AUB 的因素

对于 AUB-L 的诊断,需排除 FIGO 对 AUB 病因 PALM-COEIN 分类系统中除 AUB-L 外的其他 AUB 类型。

第四节　治　疗

AUB-L 的治疗主要体现在对异常子宫出血的处理,恢复正常的月经周期,此外还要对子宫肌瘤进行处理。

(一)一般治疗

1. 培养健康的生活习惯

抽烟、作息时间混乱、运动量过少都是导致 AUB-L 发生的重要原因,因此养成健康的生活方式、形成有规律的生活习惯是预防 AUB-L 最有效的方式。

2. 合理饮食

均衡营养,多吃五谷杂粮、水果、新鲜蔬菜,坚持低脂饮食。

3. 保持心情舒畅

子宫肌瘤的发生与女性负面情绪有直接关联。抑郁、烦躁、压力大与子宫肌瘤和 AUB 的发生均有关联,因此要学会自我调节,保持积极乐观的心态,避免不良生活情绪对自己的影响。

4. 避免过早性生活,适龄生育

子宫肌瘤和 AUB 的发生与年龄有一定相关性。研究发现,在过早性生活、未育女性中子宫肌瘤更常见。

5. 定期体检,积极治疗

大多数子宫肌瘤初期通过超声检测可以诊断,要及时就诊,遵医嘱定期复查或治疗。一旦出现月经异常也应及时就诊,以免病情加重。

(二)中医治疗

在子宫肌瘤所致的异常子宫出血治疗上,以调经治疗为主要法则,攻补结合。在调经止血的基础上必须兼以活血化瘀,调理冲任,以治其本。坚持治疗,方可收到良好效果。常见的中医辨证施治如下。

1. 气滞血瘀型

症状:临床常见胞宫癥块,月经失调,经量多,经期延长,痛经,腰胀,酸痛,或伴头晕头胀,精神郁闷,烦躁易怒,舌质紫黯,或有瘀点和瘀斑,脉沉弦涩。此型多为黏膜下子宫肌瘤及肌壁间子宫肌瘤的症状。

治法:行气散结,化瘀止血。

处方:逐瘀止血汤。

组成:生地黄、大黄、赤芍、丹皮、当归尾、枳壳(炒)、龟甲、桃仁。

方解:本方为瘀血阻滞之证而设。方中生地黄、当归尾、赤芍养血活血;桃仁、大黄、丹皮活血逐瘀;枳壳行气,气行则血行;龟甲为血肉有情之品,滋阴潜阳止血。共奏活血逐瘀、凉血止血之功效。

加减化裁:若气滞重,加醋柴胡、青皮、陈皮、郁金等;乳胀痛者酌加玄参、夏枯草、昆布等;小腹冷痛者加艾叶(炭)、乌药、吴茱萸、炮姜;腰骶酸痛者加桑寄生、杜仲、独活、玄胡;经期量多如崩、有热者加墨旱莲、地榆炭、黄芩炭、地骨皮、仙鹤草;有寒者酌加艾叶(炭)、炮姜、赤石脂、灶心土之类;行经后期、淋漓不净、气血亏虚者合八珍汤加减。可根据月经周期各阶段气血阴阳的盛衰情况,进行辨证施治,以利于调整月经周期。

2. 气虚血瘀型

症状:经血淋漓不断,或月经量多,颜色淡,质稀,同时伴有气短懒言,容易疲劳,食欲下降,手足冰凉,面色淡黄,颜面四肢水肿,身体怕冷,腹冷痛,舌质带青,舌苔薄白,脉迟涩。此型多病程久,或伴有贫血。

治法:补气固冲,止血调经。

处方:固冲汤。

组成:白术、生黄芪、煅龙骨、煅牡蛎、山萸肉、白芍、海螵蛸、茜草、棕榈炭、五倍子。

方解:本方为治肾虚不固、脾虚不摄、冲脉滑脱所致崩漏而设。方中重用白术、黄芪补气健脾,脾主统血,气随血脱,又当益气摄血,白术补气健脾,以助健运统摄;黄芪既善补气,又善升举,二药合用,令脾气旺而统摄有权,使脾健统摄有权,以固冲摄血,为君药。山萸肉、白芍甘酸敛阴,既补益肝肾,又敛阴摄血,共为臣药。煅龙骨、煅牡蛎、棕榈炭、海螵蛸、五倍子收敛固涩以止血;茜草祛瘀止血,使血止而不留瘀,共为佐药。冲为血海,崩漏则冲脉空虚,本方有益气健脾、固冲摄血之功,故以"固冲"名之。

加减化裁:出血量大者,加生地炭、荆芥炭;血瘀有块者,加炒五灵脂、炒蒲黄、山楂核;阴血虚,加龙眼肉、枸杞子;肾虚,加续断、巴戟天、盐杜仲;血热者加贯众炭、侧柏炭、藕节炭。

3. 湿热瘀阻型

症状:临床常见月经量多,色深红,或出血有异味,或有少腹坠胀而痛,或有发热,口干,腰骶酸胀,舌质红,舌苔黄或黄腻,脉象滑数。此型多属黏膜下肌瘤,尤其是合并子宫内膜炎、盆腔感染时。

治法：清热解毒，凉血止血。

处方：清热固经汤。

组成：生黄芩、生地黄、牡蛎、阿胶、地骨皮、焦山栀、地榆、陈棕炭、生藕节、生甘草、炙龟版。

方解：本方用于热证兼肾阴虚，崩漏量多，色殷红。方中黄芩、地榆、栀子、藕节清热凉血止血，为君药。地骨皮、生地黄滋阴清热，使热去而不伤阴；龟版、牡蛎育阴敛血；棕榈炭收涩止血，阿胶养血止血，共为臣药。甘草调和诸药，兼为佐使药。全方寓滋阴敛血于清热凉血之中，达到清热泻火、凉血止血之效。

加减化裁：如见经血夹瘀块，加益母草、茜草；肝火盛，加柴胡、夏枯草；下腹痛、苔黄腻、经血异味，加金银花、败酱草、连翘、黄檗，减阿胶；神倦懒言等气虚者，加沙参、黄芪；口渴者，加花粉、麦冬。

（三）中医外治

耳穴压豆：双耳取神门、内分泌、子宫、肝、脾、肾，连续贴敷 3～5 天。

穴位贴敷：出血期贴敷神阙，每日 1 次，每次 2 小时。

针法：出血期针刺双侧断红 30 分钟，不行针，每日 1 次。

灸法：灸双侧足三里，每日 1 次，每次 30 分钟（实热证型不灸）。

（四）西医治疗

AUB-L 的治疗方案主要是针对异常子宫出血的治疗和对子宫肌瘤的处理。治疗具体方案取决于患者年龄、症状严重程度、肌瘤大小、数目、位置、有无生育要求、有无并发症和合并症等。主要包括药物治疗和手术治疗。

1. 药物治疗

对月经量多、经期延长、无生育需求的妇女，可选择 COC、孕激素、止血药、非甾体消炎药（NSAIDs）、左炔诺孕酮宫内缓释系统（LNG-IUS）来缓解症状、止血调经。也可将小剂量米非司酮持续使用 3～6 个月来止血并萎缩肌瘤。使用激素类药物时需了解相关药物的适应证和禁忌证。

对于有生育要求者，可采用孕激素、止血药或者 COC 治疗 3～6 个月，待出血症状改善后自然妊娠。对于肌瘤较大，可用 GNRH-α、小剂量米非司酮使肌瘤缩小后自然受孕，若自然受孕困难可选择辅助生殖技术助孕。

对于月经过多、由 AUB 引起贫血、药物治疗效果不佳、有手术指征或怀疑肌瘤恶变者，通常建议手术治疗。

对于怀疑子宫内膜病变者，或短时间内药物止血困难者，可选择诊断性刮宫术，将术后宫内组织送病理检查，既可以尽快减少出血，也可以明确子宫内膜病理性质，术后根据病理检查结果选择相应的治疗方案。

子宫内膜切除或消融治疗:子宫肌瘤引发的月经过多的治疗方法包括子宫内膜切除术、射频消融术、微波消融术、冷冻治疗和子宫内膜热球治疗,这些方法在临床上应用相对较少,通过切除子宫内膜或将各种能量转换成热量,使子宫内膜组织局部温度瞬间升高而发生凝固坏死。主要机制是切除或破坏子宫内膜,以控制子宫肌瘤引起的月经过多。对于不愿接受子宫肌瘤剔除术、子宫切除术或全身合并症较多不能耐受子宫肌瘤剔除术或子宫切除术的患者,可以采用子宫内膜切除术或消融治疗,但术前一定要排除存在恶性可能的病变。

其他微创或无创治疗:子宫动脉栓塞是通过动脉使用栓塞剂阻塞双侧子宫动脉,使子宫肌瘤发生缺血坏死而萎缩变小,子宫内膜也会因缺血发生一定程度的坏死,从而达到减少月经量的目的。适用于希望保留子宫而无生育要求的患者或因各种合并症不能耐受子宫肌瘤切除术的患者,但有生育要求的患者要慎重选择。子宫急性大量出血时可行急诊子宫动脉栓塞。

如果患者子宫肌瘤小,无手术指征,调整月经周期后建议患者定期随访以监测子宫肌瘤的大小。对有生育要求、子宫肌瘤具有手术指征、期望保留子宫者,行子宫肌瘤剔除术,但治疗后肌瘤可能复发,术后按医嘱选择备孕时间。对无生育要求、子宫肌瘤具有手术指征者,可根据患者病情和意愿选择手术方式以及是否保留子宫。

2. 手术治疗

手术适应证:①子宫肌瘤导致经量过多,导致继发性贫血。②因肌瘤体积较大出现膀胱、直肠等压迫症状。③因肌瘤造成不孕或复发性流产。④短期内增长过快,疑有恶变。

手术的方式有以下几种。①子宫切除术:子宫切除术是治疗有手术指征子宫肌瘤最有效的方法,是根治肌瘤、避免肌瘤复发的一种治疗方式,并且可以同时治疗伴随的疾病,如子宫腺肌病和宫颈病变。子宫切除术以开腹手术为主,随着腹腔镜技术的广泛应用,腹腔镜下子宫切除逐渐成为主流。对于影像学表现典型、恶性可能性小的子宫肌瘤行子宫切除术时应首选微创(阴式或腹腔镜)路径,而非开腹手术。腹腔镜下子宫切除并发症较开腹手术少,但子宫过大的患者不宜选择腹腔镜下切除。②子宫肌瘤剔除术:对于有生育要求或希望保留生育功能的女性,子宫肌瘤剔除术是治疗有症状或伴不孕的子宫肌瘤的主要方式。子宫肌瘤剔除术也可以选择开腹、腹腔镜、宫腔镜及经阴道等方式开展手术。具体选用何种手术入路须根据肌瘤的大小、数目、位置及术者的操作水平决定。宫腔镜主要针对子宫黏膜下肌瘤。腹腔镜子宫肌瘤剔除术在技术水平上要求更高。研究发现,腹腔镜或开腹的子宫肌瘤剔除术的生殖预后无差异。但也有腹腔镜子宫肌瘤剔除术后子宫破裂的病例报道,因此,需要强调子宫肌层切口严密缝合及充分闭合的重要性。近年来,机器人辅助的腹腔镜下子宫肌瘤剔除术术中出血及其他并发症风险更小,术后恢复快,但费用高,且对医院的条件、设备及手术医生的经验要求较高。子宫肌瘤复发一直是困扰患者的一个问题,在子宫肌瘤剔除术后,尤其是多发子宫肌瘤患者,15%～33%复发,约10%接受子宫肌瘤剔除术的女性将在未来5～10年接受子宫切除术,故行子宫肌瘤剔除术时要充分了解肌瘤复发及再次手术的风险。建议子宫肌瘤剔除术后每半年至一年复查妇科超声,密切关注子宫肌瘤的复发和增长情况。③高强度聚焦超声消融:高强度聚焦超声消融是在超声或MRI引导下,将体外低强度的超声波聚焦于体内的目标区域,形成高能量密度的焦点,致焦点区域的组织快速升温,在很短的时间内发生凝固性坏死,即消融。适应证与手术治疗的相同,适用于要求保留子宫者,尤其适合于不能耐受或不愿意手术治疗者。到目前为止,高强度聚焦超声消融的临床应用时间尚短,尚需进一步积累经验。④磁共振引导的高强度聚焦超声治疗:是指通过体外的超声波聚焦,隔山打"瘤",其中磁共振起到一个图像暴露的作用,超声波起到治疗的作用,所以它是把能量和影像结合在一起进行治疗的技术。它在治疗子宫肌瘤中确有独到之处,但目前的临床应用时间较短,需要进一步临床应用经验积累。

第五节　总　　结

异常子宫出血和子宫肌瘤均是妇科常见病。子宫肌瘤是子宫平滑肌组织增生而形成的良性肿瘤,是女性最常见的良性肿瘤。子宫肌瘤的发病率难以准确统计,估计育龄期女性的发病率可达25%,根据尸体解剖统计的发病率可达50%以上,所以子宫肌瘤引起的异常子宫出血在临床上并不少见。子宫肌瘤无论在临床表现还是对患者的影响上都存在巨大的差异,因此,在临床治疗上需对患者进行全面、综合的评估,根据肌瘤的分型、大小、症状以及患者的生育要求、医院的治疗条件、术者的手术能力选择适宜的治疗方式,解决患者的病痛,达到良好的治疗效果。

中医药治疗上以调经止血、化瘀消癥为主,辨证论治,药方众多,多以症状改善为疗效指标,秉承急则治其标、缓则治其本的原则。

第六节　病案分析

何某某,女,45岁。

2023年2月19日初诊。主诉:月经量多3个月。既往月经规律,周期28～32天,经期5～7天,量中等,色红,偶夹血块,轻微痛经。2019年体检时发现子宫肌瘤(具体大小、部位不详),之后未定期检查。诉3个月前出现月经量多,经期延长至7～10天,月经周期不变,每次月经约为既往正常月经量的2倍,每次行经约用20片卫生巾,未系统诊治。患者否认内科病史,否认药物过敏史。患者精神可,末次月经:2023年2月17日。现为月经第3天,月经量多,色暗红,夹有血块,下腹胀痛,块下痛减,伴腰酸胀,经前期、经期乳胀,睡眠欠佳,多梦,易醒,醒后可入睡,偶心烦,小便正常,大便干,2~3天一行,舌质淡黯红,苔薄黄,脉弦涩。

生育史:已婚,孕3产1流2,既往剖宫产1次,未放环,无生育要求。

辅助检查:2013年2月19日妇科彩超:子宫大小为64mm×55mm×50mm,内膜厚为7mm,子宫前壁肌层可见47mm×30mm×23mm稍低回声,双侧附件区未见异常。性激素六项提示卵泡期水平。促甲状腺激素未见异常。血常规:血红蛋白120g/L。肝肾功能未见明显异常。心电图未见异常。

妇科检查:外阴发育正常,阴道通畅,宫颈光滑,见中量红色血自宫颈口流出,子宫增大,质偏硬,活动度可,无压痛,双侧附件区未见明显异常。

中医诊断:气滞血瘀证。

西医诊断:子宫肌瘤。

处理:患者就诊当天门诊行诊断性刮宫,术后口服抗生素3天。术后口服中药以行气化瘀止血,予逐瘀止血汤合失笑散加减。生地黄15g、大黄3g、赤芍10g、丹皮9g、当归6g、枳壳(炒)10g、龟版10g、仙鹤草30g、茯苓15g、五灵脂10g、炒蒲黄10g,7剂,每天2次,饭后温服。诊刮术后中医外治:耳穴压豆,取神门、内分泌、子宫、肝、脾、肾。穴位贴敷:贴敷神阙。

2023年2月26日二诊。患者现月经第10天,诉阴道出血较前明显减少,色红,每天用3~4片护垫,仍下腹坠胀伴腰酸胀,轻度乳胀,精神可,饮食正常,睡眠未见明显改善,大小便正常,舌脉如前,患者诉无服药不适,病检结果提示子宫内膜呈单纯增生性改变。中药治疗:予原方,加夜交藤30g、青皮9g、陈皮9g、炒白术10g、元胡10g。西药:米非司酮(25mg/片),每天半片,睡前空腹口服,疗程3个月。

2023年3月21日三诊。患者诉2023年2月29日阴道出血干净,目前无下腹坠胀和腰酸胀,睡眠较前好转。患者要求暂停中药,继续予米非司酮口服,剂量不变,5月27日停药。嘱患者下次月经第1~5天回诊。

2023年6月25日四诊。患者末次月经为2023年6月20日,5天干净,此次月经量中等,诉较治疗前经量明显减少,经前期轻度乳胀,经期无腹痛和腰痛,饮食、睡眠均正常,抽血复查肝肾功能未见明显异常,阴道超声提示子宫大小为58mm×51mm×45mm,内膜厚为5mm,子宫前壁肌层可见37mm×31mm×22mm稍低回声。患者目前病情稳定,暂停药观察,告知患者若月经异常需及时就诊,半年后回诊复查阴道超声。

第九章　子宫内膜不典型增生和恶变所致异常子宫出血

第一节　概　　述

子宫内膜不典型增生（atypical endometrial hyperplasia，AEH）和恶变是异常子宫出血少见而重要的原因。国际妇产科联盟（FIGO）将 AUB 病因分为两大类 9 个类型，即 PALM-COEIN，其中子宫内膜恶变和不典型增生所致 AUB 简称为 AUB-M。

子宫内膜增生是妇科常见的内分泌疾病，分为无不典型性的子宫内膜增生和子宫内膜不典型增生。子宫内膜不典型增生（AEH）是指过度增生的子宫内膜腺体存在细胞的异型性，但缺乏明确浸润的证据，是子宫内膜腺癌（endometrial cancer，EC）的癌前病变，有合并和随后发展为 EC 的风险。有研究显示，高达 40% 的子宫内膜不典型增生患者常合并高分化的子宫内膜腺癌。由子宫内膜增生发展到癌是一个连续的病理过程，AEH 进展到 EC 时间较长，并发肿瘤的患者年龄可能更高，年龄是子宫内膜癌的危险因素。AEH 的发生与雌激素过度刺激密切相关，主要因素有无排卵、肥胖、多囊卵巢综合征、内分泌功能性肿瘤、外源性雌激素的应用等。

子宫内膜不典型增生和恶变在中医上属于崩漏、五色带、癥积等范畴。主要病机是肝、脾、肾三脏功能失调，湿热瘀毒，蕴结胞宫，或肝气郁结，气滞血瘀，经络阻塞，日久积于腹中所致。

第二节　临床表现

临床主要表现为不正常阴道出血，如多囊卵巢综合征患者常表现为月经稀少或闭经一段时间后有较多的阴道出血；更年期患者表现为月经紊乱、周期长、经量多，或呈不规则阴道出血；绝经后患者可发生绝经后阴道出血，量可多可少。患者常合并不孕及贫血。

子宫内膜不典型增生的临床表现与古代医籍中崩漏、癥积、五色带的描述相似，属中医妇科疑（疑似诊断）、难（难获良效）、重（耗失阴血）、急（大量阴道下血）之证,该病临床常见,复发率高。

第三节　诊　　断

1.西医诊断

确诊需行子宫内膜活检。对于年龄≥45 岁、长期不规则子宫出血、有子宫内膜癌高危因素(如高血压、肥胖、糖尿病等)、B 超提示子宫内膜过度增厚且回声不均匀、药物治疗效果不显著者,应行诊刮并行病理检查,有条件者首选宫腔镜直视下活检,必要时行基因检测和肿瘤筛查。

2.中医诊断

根据月经的周期、经期、经量的异常及经间期出血,诊断为中医的相关疾病。崩漏指月经的周期、经期、经量均严重紊乱,或暴下不止,或淋漓不净。五色带指妇人带下青、黄、赤、白、黑五色相杂,多为带下日久演变而来,故遇此候,每成危候。癥积是指以妇女下腹部有结块,或有疼痛,或胀或满,甚或阴道出血为主要表现的疾病。

第四节　治　　疗

1.西医治疗

子宫内膜不典型增生的处理需根据内膜病变轻重、患者年龄、有无生育要求、月经情况选择不同的治疗方案。

(1)对年龄＞40 岁、无生育要求的患者,建议行子宫切除术,子宫内膜不典型增生消失后继续孕激素治疗,3 个月后复查仍为阴性,则可停止大剂量孕激素治疗。

(2)对年轻、有生育要求的患者,经全面评估和充分咨询后可采用全周期连续高效合成孕激素行子宫内膜萎缩治疗,最常用的是醋酸甲羟孕酮(MPA)每日 250～500mg 或醋酸甲地孕酮(megestrol acetate,MA)每日 160～320mg,口服,也可应用 GnRH-α 和 LNG-IUS,3～6 个月后行诊刮加吸宫(以达到全面取材的目的)。如内膜病变未逆转,应继续增加剂量或换药,继续治疗 3～6 个月后再复查。如果子宫内膜不典型增生消失,继续孕激素治疗,3 个月后复查仍为阴性,可停止大剂量孕激素治疗,后积极给予辅助生殖技术治疗。目前,更加注重对患者生育力的保护,推荐月经后半期使用生理剂量孕激素(如地屈孕酮)以起到保护子宫内膜的作用,同时不影响排卵与妊娠。

(3)对年轻、暂时无生育要求者,强调治疗期间及治疗后的随访及管理,需采用长效管理措施,预防子宫内膜不典型增生复发,可考虑放置 LNG-IUS,或定期使用孕激素以保护子宫内膜。在使用孕激素治疗子宫内膜不典型增生的同时,应治疗和管理内膜增生的高危因素,如肥胖、胰岛素抵抗等。治疗 9～12 个月后,对子宫内膜不典型增生未逆转或有进展者应重新评估,必要时考虑子宫全切除术。

2. 中医治疗

辨证论治是中医学的核心与精髓。AUB-M 主要由于肝肾阴虚,冲任气虚,固摄失职,经血不时而下,故治疗以止血、固本为主。

(1)气血两虚证。

临床表现:突然暴崩出血,色淡质稀,怕冷自汗,面色苍白,全身乏力。舌淡,脉细弱。

治法:补血益气止血。

主方:固本止崩汤加减。

常用药:吉林参(另煎)3g 或党参 30g,黄芪 30g,制首乌 10g,白术 30g,阿胶(烊冲)15g,鹿角胶(烊冲)10g,炒枣仁 10g,煅牡蛎(先煎)30g,黑姜 6g。

(2)脾肾两虚证。

临床表现:经血紊乱,经量多或淋漓,色淡清稀,乏力纳少,腰膝软酸。苔薄,舌淡,脉细弱而沉。

治法:健脾益肾固冲。

主方:大补元煎加减。

常用药:党参 30g,淮山药 12g,白芍 12g,炒白术 15g,熟地黄 12g,杜仲 10g,山茱萸 9g,仙鹤草 30g,陈阿胶(烊冲)10g,牛角(角思)30g,炮姜炭 9g,补骨脂 12g。

(3)肝肾阴虚证。

临床表现:崩漏日久,血色鲜红,潮热口干,手足心热,头晕腰酸。舌红,脉细数。

治法:滋阴益肾固冲。

主方:左归丸加减。

常用药:熟地黄 12g,淮山药 12g,枸杞子 10g,山茱萸 9g,菟丝子 12g,龟版胶(烊冲)12g,仙鹤草 30g,旱莲草 15g,女贞子 12g,生地榆 30g。

加减:眩晕者,加夏枯草 9g、煅牡蛎 30g(先煎);出血量多者,加陈阿胶 10g(烊冲);偏肾阳虚者,加鹿角胶 12g(烊冲)、锁阳 10g、牛角(角思)15g,去生地榆。

(4)血热妄行证。

临床表现:经血或崩或漏,色紫红稠,烦热口渴,下腹胀痛,尿黄。苔黄糙,舌红,脉弦数或滑数。

治法:清热凉血固冲。

主方:清经散加减。

常用药:牡丹皮 12g,地骨皮 10g,大生地 15g,大白芍 12g,肥知母 10g,黄檗 9g,白及 12g,生牡蛎(先煎)30g,侧柏叶 20g,花蕊石(先煎)30g,生蒲黄(包煎)10g。

加减:若有血热主证,又伴见倦怠乏力、气短懒言、心悸少寐等症,为气虚血热之象,宜加白术 12g、黄芪 15g、党参 12g、生龙骨(先煎)18g。

(5)气滞血瘀证。

临床表现:崩漏日久,色紫有块,下腹胀痛拒按,血下痛减。舌紫暗,边有瘀斑,脉弦细或涩。

治法:理气祛瘀止血。

主方:膈下逐瘀汤加减

常用药:当归 10g,川芎 9g,桃仁 10g,枳壳 9g,生蒲黄(包煎)15g,五灵脂 15g,牛角(角思)15g,牡丹皮 6g,乌药 9g,小蓟炭 15g。

加减:气虚乏力者,加黄芪 15g、白术 12g;瘀久化热者,加粉丹皮 10g、旱莲草 15g;如热而伤阴者,加沙参 15g、麦冬 10g、五味子 6g。

(6)暴崩致脱证。

临床表现:血崩日久不止,血多色淡,质清稀,头晕乏力,胸闷气短,肢冷汗多,面色苍白。舌淡胖,脉细弱欲绝,血压偏低或低于正常。

治法:益气回阳救脱。

主方:参附龙牡汤加味。

常用药:野山人参(另煎)3g,熟附片 9g,煅龙骨(先煎)30g,煅牡蛎(先煎)30g,黄芪 60g,炮姜 5g,云南白药(吞服)2g。

加减:舌红伤阴者,加麦冬 15g、五味子 9g,去熟附片;阳回后加阿胶(烊化)12g。

第五节　总　　结

"未病"一词首见于《素问·四气调神论》篇:"是故圣人不治已病治未病,不治已乱治未乱,此之谓也。夫病已成而后药之,乱已成而后治之,譬犹渴而穿井,斗而铸锥,不亦晚乎!"《灵枢·逆顺》载:"黄帝曰:候其可刺奈何? 伯高曰:上工刺其未生者也,其次刺其未盛者也,其次刺其已衰者也。……故曰:上工治未病,不治已病,此之谓也。"

恶性肿瘤从第一个癌细胞出现,到生长成一个 $1cm^3$ 大小的细胞团,一般需进行 30 次的倍增,大约需要十年或者更长的时间。在这种情况下,运用"治未病"理论,完全可以防止疾病的发展及传变。子宫内膜癌是可以完全预防的疾病。AEH 是与子宫内膜癌密切相关的癌前病变,亦即子宫内膜癌的"欲病未病态",本阶段拟"防病于先""欲病救萌,防微杜渐"。通过中医药干预阻抑 AEH 向子宫内膜癌演变,符合中医"治未病"的重要思想。

第六节　病案分析

李某,女,26岁,已婚。

2019年8月4日初诊。13岁初潮,月经周期规律,30天一行,行经5～6天干净。近2年月经紊乱,45～60天一行,15～25天方净。末次月经:2019年7月初。至今未净,量时多时少,色鲜红,伴口干,舌质红,少苔,脉数。患者平素喜食辛辣冷饮。未避孕,未孕5年,暂无生育要求。2010年自然流产1次,2012年人工流产1次,β-HCG、性激素(均在黄体期范围内)、甲状腺功能、凝血功能、血常规未见明显异常。妇科B超:宫腔回声改变,内膜厚为0.9cm。行诊断性刮宫,2019年8月9日病理检查结果回报:子宫内膜呈复杂性增生伴鳞化,小区腺上皮非典型增生。

西医诊断:子宫内膜不典型增生和恶变型异常子宫出血。

西医治疗:予醋酸甲羟孕酮片0.25g/次,每天2次,连服3个月。

中医诊断:崩漏,证属肝肾阴虚型。

治法:滋补肝肾、固冲止血。

方用左归丸加减:熟地黄12g,淮山药12g,枸杞子15g,山茱萸9g,菟丝子12g,龟版胶(烊冲)12g,仙鹤草30g,旱莲草15g,女贞子15g,生地榆30g,夏枯草9g,煅牡蛎30g(先煎)。每天1剂,每周复诊1次,随症加减,并嘱其清淡饮食。

治疗期间月经周期、经期及月经量正常,因患者依从性欠佳,治疗2个月后中断治疗,3个月后电话随访,嘱其行宫腔镜下诊刮术,若暂无生育要求,可考虑放置LNG-IUS。

按:异常子宫出血是妇科常见的症状和体征,疾病表现形式多样,治疗复杂,成为影响我国女性健康的重要挑战,更是中国妇产科临床工作的重中之重。《异常子宫出血诊断与治疗指南(2022更新版)》以患者为中心,关注患者的生育力保护,对于有生育要求的患者,可以选择安全且促进生育的药物。同时,临床医生还要注重患者的长期管理,做到未病先防,既病防变。

第十章　全身凝血相关疾病
所致异常子宫出血

第一节　概　　述

全身凝血相关疾病所致异常子宫出血(abnormal uterine bleeding-coagulopathy,AUB-C)是指由于凝血障碍、血小板数量及功能异常、严重肝病、长期抗凝药物使用及血管壁异常性疾病等导致的异常子宫出血。除原发疾病表现外,可表现为月经过多、经期延长及经间期出血。国外研究表明,大约13%月经过多的女性伴有凝血功能障碍。长期异常出血不仅影响患者的健康状态,还使患者情绪消极、性生活困难、社交活动障碍等,同时给部分家庭带来经济负担,严重影响了患者的生活质量。

导致AUB的全身凝血相关疾病主要如下。

(1)凝血障碍性疾病:凝血障碍性疾病是指凝血因子缺乏或功能异常所致的出血性疾病,发病隐匿,在AUB女性中发病率为5%~24%,而在青少年AUB患者中发病率为3%~36%。临床上常见的如凝血因子Ⅷ缺乏导致的血友病A、凝血因子Ⅸ缺乏导致的血友病B、血管性血友病因子缺乏导致的血管性血友病(vWD)、低纤维蛋白原血症以及各种原因导致的凝血因子缺乏症。既往文献报道vWD是AUB-C的首要原因。

(2)血小板数量与功能异常性疾病:各种原因导致的血小板数量减少性疾病。临床上常见的如特发性血小板减少性紫癜、再生障碍性贫血、各类白血病(急性淋巴细胞白血病、急性髓系白血病)、骨髓异常增生综合征等,这类疾病除由正常造血细胞减少而引起出血表现外,还可出现贫血、感染等全身症状。近年来学者认为它是AUB-C的重要原因。

(3)由于严重肝病、医源性使用抗凝药物所致的异常子宫出血:临床如血栓性疾病、肾透析或放置心脏支架术后需终生使用抗凝药物。

(4)血管壁异常性疾病:此类疾病较少见,如遗传性毛细血管扩张症。

AUB-C根据临床症状可归属于中医月经过多、崩证、血证、肌衄、发斑等范畴,其主要病因为气虚、血热和血瘀,病机为感受外邪或阳盛生内热,侵及血脉,血热妄行致出血;或因脏腑内伤,正气不足,气不摄血,溢于脉外致出血;还可由于瘀血内阻,血行不畅,溢于脉外致出血。

第二节　临床表现

AUB-C 临床症状标准：①自初潮起月经过多。②具备下述病史中 1 条：产后出血史；外科手术后出血；牙科操作后出血。③下述症状中具备 2 条或以上：每月 1～2 次瘀伤；每月 1～2 次鼻出血；经常牙龈出血；有出血倾向或家族史。如果以上 3 条中有任 1 条，进一步行实验室检查或血液科会诊，以确定是否存在凝血相关疾病。

第三节　诊　断

1.临床表现

详细的病史和全面的查体是筛查 AUB 患者是否患有凝血相关疾病的第一步。对于患有凝血相关疾病的女性，应首先判断患者月经量是否符合月经过多的诊断标准，此类疾病引起的月经过多通常没有妇科器质性相关的体征，部分患者可能出现青紫、瘀斑、瘀点及面色苍白等表现，但如果没有此类表现也不能排除凝血相关疾病存在的可能。结合患者病史、体征和实验室检查做出进一步诊断。此外，凝血相关疾病多数为遗传性，在问诊时需要注意患者是否存在家族史。

其他部位的出血也应重视，如鼻出血、小伤口出血、口腔或胃肠道无明显解剖病变的出血、拔牙后长时间或过量出血、未预料到的术后出血、卵巢囊肿或卵巢黄体破裂出血、需要予以输血治疗的出血以及延迟性产后出血等。

2.辅助检查

除了重视血管性血友病因子缺乏导致的血管性血友病的检测，还应加强对血小板功能障碍的检测。

常见的实验室检测如下。

(1)初筛实验：可大体区分出血性疾病的原因。①全血细胞分析：血小板计数 $<100\times10^9/L$，考虑血小板异常性疾病。②凝血分析：活化部分凝血活酶时间延长 10 秒、凝血酶原时间延长 3 秒、凝血酶时间延长 3 秒，纤维蛋白原 $<200g/L$，考虑凝血功能异常性疾病。长期使用华法林抗凝的患者需检测凝血酶原国际标准化比值，若超出上限(临床一般建议控制于 2～3)，需考虑凝血异常所致的异常出血。③出血时间延长 >6 分钟(Duke 法)，考虑血管性疾病。

(2)确诊实验。①血管异常：血浆血管性血友病因子抗原测定 $<30\%$。②血小板数量异常：$<100\times10^9/L$。③血小板功能异常：血小板聚集、黏附功能检测，直接血小板抗原检测。④凝血异常：各种凝血因子检测(常见的如凝血因子Ⅷ活性测定

<30%,凝血因子Ⅸ、凝血因子Ⅻ、凝血因子Ⅺ、凝血因子Ⅴ等抗原及活性降低或缺乏)、凝血酶原及活性测定等。

第四节 治 疗

针对 AUB-C 患者的治疗原则是治疗原发疾病、减少出血、改善生活质量。原发性疾病应以血液科对症对因支持治疗为主,对症治疗多为直接补充机体所缺的凝血成分,临床常用血液制品或去氨加压素等纠正所缺凝血成分或促进机体凝血成分的生成,使得机体凝血成分增加,达到止血目的。但该治疗方法只能短暂补充凝血成分,维持时间短,且血液成分价格昂贵,疗效因人而异。对多为治疗引起的凝血相关疾病,临床首选方案为药物化疗或激素治疗,两种治疗都存在起效慢、周期长、费用高的弊端,对于长期大量出血患者效果不佳。还可以进行骨髓移植,可从根本上解决原发疾病,但对临床技术水平和基础设备要求颇高,还需要有相符合的骨髓配体,且移植后仍需要进一步处理,故临床实施困难重重。

妇科协助控制月经出血,预防或改善可能存在的贫血,重建正常月经,并提高患者的生活质量。

一、西医治疗

主要包括药物治疗、对症支持治疗及手术治疗,还应根据患者是否需要保留生育功能以及是否需要妊娠进行个体化选择。

(一)药物治疗

药物治疗为 AUB-C 的一线治疗方案,如患者生命体征平稳,血红蛋白>80.0g/L 时推荐,用于控制急性出血及长期调控月经。根据指南证据等级依次推荐氨甲环酸、口服避孕药以及左炔诺酮宫内缓释系统(LNG-IUS)。

1.控制急性出血

(1)抗纤溶药物:研究证实,在月经过多女性的月经期内存在纤溶系统的激活,这一过程可加速纤维蛋白的降解,从而造成止血障碍,在子宫内膜脱落时诱发出血。氨甲环酸是目前常用的抗纤溶药物,有效减少近 50% 的月经量,且仅需在经期严重出血时应用,对于急慢性月经过多患者均有效,也可用于术中减少出血量。

(2)复方口服避孕药(COC):COC 被认为是治疗急慢性 AUB 的有效药物,使用前需排除禁忌证。临床上常用的如屈螺酮炔雌醇片(Ⅱ)、屈螺酮炔雌醇片、去氧孕烯炔雌醇等,治疗急性阴道大出血时,每日剂量由患者的出血量及血红蛋白水平等因素决定,推荐剂量为每 8 小时口服 1 次,最大剂量可用至每 6 小时 1 次,一般 72 小时内止血,止血后每 3 天减量 1/3,直至每天 1 次维持,建议至少用药 3 个月经周期。

（3）孕激素类药物：该类药物是围绝经期女性及有雌激素治疗禁忌时的首选药物。通过抑制局部血管生成，促进子宫内膜萎缩，最终通过修复转化子宫内膜治疗AUB，具体包括：①口服孕激素。对于急性 AUB 患者，使用大剂量孕激素，如醋酸甲羟孕酮 10～20mg，每 8 小时 1 次，炔诺酮片 5mg，每 8 小时 1 次，口服，血止后每3 天减量 1/3，直至每天 1 次，维持 20～22 天，可显著减少月经量。②注射类孕激素。

（4）去氨加压素：通过两侧鼻孔内吸入 150mg（体重＜50kg）、300mg（体重＞50kg）或经皮下、静脉注射（0.3mg/kg）给药，于月经周期严重出血的前 3 天应用。

（5）凝血因子浓缩物及血小板浓缩物：主要适用于急性出血时药物治疗的辅助治疗或其他治疗无效时，也可用于大出血时手术前准备。

2. 长期调控月经

用于长期调控月经的药物包括氨甲环酸、口服避孕药、口服孕激素及左炔诺孕酮宫内缓释系统（LNG-IUS）。

（1）LNG-IUS：作用原理是每天持续释放 20μg 左炔诺孕酮，导致子宫内膜变薄，并使增生的内膜向分泌期转化，从而有效改善月经过多的症状。全身不良反应小，子宫局部药物浓度高，对子宫内膜有较好的保护，并对卵巢功能影响较小。研究发现，对患有凝血相关疾病的月经过多患者应用 LNG-IUS 时，疗效较传统治疗好，治疗中断可能性低，治疗失败率低。LNG-IUS 可有效减少 AUB-C 患者的月经量，是 AUB-C 长期调控的首要选择。但在少数人中会出现发胖、血压升高、头疼、恶心等副作用，不适用于有生育要求的女性。临床观察放置 LNG-IUS 在月经过多合并口服 COC 禁忌证患者，LNG-IUS 可明显缩短月经周期，减少月经量，改善因月经过多导致的贫血，有效减轻痛经。

（2）非甾体抗炎药（NSAIDs）：出血性疾病或血小板异常性疾病禁用。虽NSAIDs 被证实可使月经量下降约 40％，但对出血性疾病或血小板异常性疾病可影响血小板聚集，与其他药物相互作用而影响肝功能和凝血因子的生成。

（3）国际标准化比值水平的评估与调整：对于血栓性疾病、肾透析或放置心脏支架术后终生使用华法林的患者，推荐检查国际标准化比值并使其维持于正常水平，若国际标准化比值水平正常而出现 AUB，需寻找子宫器质性病变可能。使用抗凝药物导致 AUB 者，禁用氨甲环酸或口服避孕药，推荐使用 LNG-IUS。

（二）手术治疗

用于阴道大出血病情不稳定、药物治疗无效或有性激素治疗禁忌证，且对生育功能无要求的患者。主要包括子宫球囊压迫、吸宫术、宫腔镜检查及手术、子宫内膜消融术、子宫动脉栓塞术、子宫切除术等。

通过症状控制及生活质量改善评估子宫动脉栓塞术治疗症状性子宫腺肌病的中长期疗效，发现子宫动脉栓塞术在控制月经量上效果更优。临床研究发现子宫内膜消融术联合 LNG-IUS 应用于子宫腺肌病患者,效果良好,可促使子宫内膜萎缩,改善月经过多、痛经,降低 CA125 水平,维持激素水平稳定,不会对患者卵巢功能产生不利影响。

二、中医辨证论治

AUB-C 临床多表现为月经量多势急,其主要机制在于虚、热、瘀,常见分型如下。

1.气虚

素体气虚,或经期剧烈运动,或饮食不节,或过劳久思,或大病久愈,损伤脾气,脾气虚弱,统摄无权,血海不固,遂经量过多。

2.血热

机体阳盛体质,或过多服用辛燥动血之品,感伤外来邪热,郁久积热,热邪扰乱冲任,血海沸溢,导致经量增多。

3.血瘀

素多抑郁,气滞而致血瘀;或经期产后体内仍有残留污血,外来邪气侵袭,房事不加节制,瘀血阻滞,冲任被阻,血不得归其经,引起月经过多。

近现代医家在此理论基础上,结合自身多年临床经验,提出了更多如下学术观点。

经过中医辨证将月经过多分为气血不足型、肾阴亏虚型、肾阳不足型、血热炽盛型、气血瘀滞型、肝郁化热型和脾湿肿满型七个证型。通过辨证将月经过多分为气虚血瘀、气血亏虚、肝郁化热三个证型。对功能性子宫出血辨证分型为血虚热型、血实热型、肝郁化热三型。

魏绍斌教授根据多年临床经验总结出肾虚、湿热瘀结是月经过多的基本病机,认为瘀血既是月经病中的病理产物,同时又是致病因素,胞宫被瘀血阻滞,导致胞室不宁,新血不能归经,从而引起月经量多、崩漏等。临证时重视辨证论治,强调分清主次,顺应月经周期,治以清湿化瘀止血为主,少佐益气扶正,待邪去再施培补。常选用寿胎丸、四妙散、失笑散等经方随症加减。

凌燕教授认为在临床上月经过多的患者以气虚证居多,将健脾益气止血法作为基本方法,调节月经血量,使经血量减少,从而达到治愈目的。

第五节　总　　结

AUB-C 是一类病因复杂且隐匿,可能导致严重大出血甚至危及患者生命的难治性异常子宫出血。在治疗原发疾病的同时,强调与血液科合作,妇科以控制严重阴道大出血为治疗目的。药物治疗被认为是一线的治疗选择。但对于急性重症大出血的患者,如 AUB 的常规治疗难以达到满意效果时,需进行手术治疗。药物治疗、中西医治疗和中医药治疗各有优势,我们主张采用中西医结合治疗方法标本兼治,突出中医辨证论治,配合中医特色外治疗法,为患者拟定最优治疗方案。

第六节　病案分析

血小板无力症是一类罕见的遗传性出血性疾病,该病患者存在血小板凝聚功能障碍,临床表现为不同程度的出血,包括紫癜、鼻出血、牙龈出血或月经过多等。有人报道了一例青春期女性患儿因血小板无力症,初潮时出现异常子宫出血导致的失血性休克,经重组人凝血因子Ⅷ、口服短效避孕药及抗纤溶联合治疗有效,但在口服短效避孕药管理月经过程中因漏服再次出血,与患儿及家长充分沟通、知情同意后,家长结合自身经济条件,改为左炔诺孕酮宫内缓释系统控制月经,术后随访 1 年,无脱落及其他副反应,最终治疗成功。

第十一章 排卵障碍所致异常子宫出血

第一节 概 述

异常子宫出血是临床上常见的影响患者身体健康和生活质量的疾病。目前，国内外均采用国际妇产科联盟(FIGO)推荐的 PALM-COEIN 系统,其中排卵障碍所致异常子宫出血(AUB-O)最为常见,约占 AUB 的 50%。

排卵障碍包括无排卵、稀发排卵与黄体功能不足无排卵,主要由下丘脑－垂体－卵巢性腺轴功能异常引起,常见于青春期、绝经过渡期。生育期亦可因多囊卵巢综合征、肥胖、高催乳素血症、甲状腺疾病及肾上腺疾病等引起。无排卵可以是持续的,也可以是间断或暂时的。

为提高 AUB-O 诊治水平,指导中西医结合妇科临床医生规范诊疗,中国中西医结合学会妇产科专业委员会内分泌学组于 2018 年组织全国专家制订《排卵障碍性异常子宫出血中西医结合诊疗指南》,规定了 AUB-O 中西医结合诊断和治疗,适用于 AUB-O 且属于中医学崩漏、月经先期、月经过多、经期延长、经间期出血范畴的中西医结合诊断、辨证和治疗。

一、AUB-O 西医学的病因

AUB-O 病因纷繁复杂,好发于育龄期,卵巢相关因素是导致 AUB-O 的主要病因。其中多囊卵巢综合征排第一位,主要原因为内分泌代谢紊乱,垂体对下丘脑分泌的 GnRH 敏感性增加,促性腺激素比例失调,LH/FSH 升高,高水平的 LH 又促进卵泡膜细胞增生,使雄激素分泌增加,过多的雄激素抑制卵泡成熟,使发育中的卵泡闭锁,不能形成优势卵泡及排卵,而大量小卵泡发育分泌雌激素,刺激子宫内膜而无孕激素拮抗,使子宫内膜增生不同步、基底层生长发育差,会间歇性地发生突破性出血,部分人群可表现为经量的改变及经期的延长。围绝经期的 AUB 患者占 70% 以上,其中排卵障碍型最常见。卵巢的排卵功能减退按严重程度分为黄体功能不全、稀发排卵、无排卵黄体功能不全,育龄期多见。

二、AUB-O 中医学的病因

1. 肾虚

《素问·上古天真论》云："女子七岁肾气盛,齿更发长;二七而天癸至,任脉通,太冲脉盛,月事以时下,故有子……七七任脉虚,太冲脉衰少,天癸竭,地道不通,故形坏而无子也。"肾藏先天之精,天癸源自先天,藏于肾,且在后天之精不断充养下而成熟。冲任二脉得天癸相助,经血才可以时而下。素体肾虚,或久病久劳伤肾,肾气虚则无力固摄精血,肾阳虚则温煦冲任失职,肾阴虚则虚热内生,内扰血海,致冲任失调,胞宫蓄溢异常,发为崩漏。

2. 脾虚

《妇科玉尺·崩漏》云："思虑伤脾,不能摄血,致令妄行。"脾为后天之本,主统血。素体脾虚或饮食伤脾,脾虚失于统摄,致冲任失摄,发为崩漏;或思虑伤脾致脾升清异常,同时思虑过度,气机凝结,使浊阴降,胞宫漏;或湿邪困脾,运化无力,使湿与热结,血热妄行,不循常道,发为崩漏。

3. 血瘀

《备急千金要方》云："瘀结占据血室,而致血不归经。"肝藏血,主疏泄。肝主疏泄功能失司,不能调畅气机,则气滞血瘀或经期、产后旧血未去又感外邪,寒凝热灼影响血液运行而致血瘀,瘀血阻于冲任,旧血不去,新血不安,发为崩漏。

4. 血热

《傅青主女科·血崩》云："冲脉太热而血即沸,血崩之为病,正冲脉之太热也。"阴血受损,内生虚火,或肝气不舒,郁久化火,或外感热邪,或过用助阳之品,则致热邪灼伤冲任,扰动血海不宁,发为崩漏。

第二节　临床表现

无排卵或稀发排卵者常表现为不规律的月经,月经周期、经期、频率、经量均可异常。若短时间内大量出血,可出现头晕、乏力、心悸等症状。黄体功能不足者可表现为经期延长,或周期缩短,经量增多,常合并不孕或者流产,有时可表现为月经间期出血。

第三节　诊　断

一、西医诊断

AUB-O 在月经周期、经期、频率、经量方面均可表现异常。排除妊娠相关疾病及甲状腺疾病、肾上腺疾病、全身疾患(肝肾功能异常)引起的 AUB。

1．病史采集

病史询问与记录,快速排除导致 AUB 的其他原因,注意患者年龄,询问本次出血过程,记录末次月经和前次月经情况,如是经间期出血(inter menstrual bleeding,IMB),应注意是否有规律、是否合并其他不适症状。询问异常出血的诱因,如体重、情绪、日常生活的变化。询问既往检查结果,包括是否有"PALM"的证据(B 超、MRI 或病理检查)和既往及近期用药与治疗史,排除 AUB 与服药或治疗的关系,以及止血治疗的效果。询问月经史和生育史,注意有无性生活与避孕情况,排除与妊娠或产褥相关的子宫出血。询问既往史,如心脑血管疾病史、凝血障碍相关疾病史、剖宫产史、子宫动脉栓塞史等。

2．体格检查

通过体格检查排除其他病因导致的 AUB,明确 AUB-O 诊断的体格检查包括全身检查和妇科检查。

(1)全身检查:观察意识、精神状态、面容、体态等;判断失血程度,急性 AUB 失血量较多者测量心率、呼吸、血压;了解身高、体重;观察皮肤(是否存在贫血、黑棘皮病、痤疮、皮下出血点和瘀斑等);注意体毛多少与分布,是否有多毛;观察甲状腺有无肿大;检查乳房发育,挤压查有无溢乳;观察腹部是否膨隆,是否可及包块,是否有压痛、反跳痛。

(2)妇科检查:已有性生活者进行窥阴器、阴道双合诊或三合诊检查,无性生活者进行肛门－直肠腹部触诊。外阴:观察血迹情况,估测出血量;观察尿道口、阴道口、肛门是否有出血,排除其他出血来源。

阴道:观察积血量、新鲜或陈旧,是否有出血部位。

宫颈:明确出血是否来自宫腔(出血从宫颈管口流出);宫颈本身是否有出血、撕裂、赘生物(宫颈息肉或菜花样肿物等)或子宫黏膜下肌瘤脱出;宫颈口是否扩张;宫颈是否有接触性出血。

宫体、附件:了解子宫、附件与盆腔情况,是否有异常包块,是否有压痛及反跳痛。

3．辅助检查

(1)血常规、凝血功能检查:评估出血严重程度,确定有无贫血,排除 AUB-C。评估出血的严重程度:慢性 AUB 长期存在及急性 AUB 大量失血均可导致缺铁性贫血,血常规以血红蛋白下降更为显著,根据血红蛋白量可以区分贫血的程度。血细胞比容也常下降,但受血浆容量及红细胞体积大小的影响,需与血红蛋白及红细胞计数结合分析。白细胞及血小板计数一般正常。严重贫血时,白细胞及血小板计数可轻度下降。需要注意的是,AUB 急性失血时,短期内红细胞及血红蛋白通常并不能及时、准确反映失血量,需结合实际出血情况以及查体情况来判断失血程度。评估慢性 AUB 患者血常规报告时,需确定患者是否在服用铁剂等纠正贫血的药物,以免误判患者失血情况。

排除 AUB-C:血常规检查可以协助排除一些血液系统疾病导致的 AUB,如再生障碍性贫血、各种类型白血病、各种原因造成的血小板减少等全身性凝血机制异常。如发现异常,需及时请相关科室会诊、转诊以明确诊断和及时治疗。合并骨髓增殖性疾病、原发性血小板增多症等疾病时,可出现血小板计数明显增高,在后续治疗使用性激素(尤其是大剂量)时应特别关注血栓的风险。

(2)基础体温测定:判断有无排卵,还可提示黄体功能不足、黄体萎缩不全。

(3)血清内分泌激素、甲状腺激素及其他内分泌激素测定,以明确诊断及鉴别。

(4)盆腔超声检查:排除 AUB-P、AUB-A、AUB-L、AUB-M、AUB-I、AUB-N。

AUB-O 超声检查并无明显特异性表现,盆腔超声检查的主要目的在于排除导致 AUB 的其他可能病因,协助诊断。

AUB-P(子宫内膜息肉):可待下次月经干净后行超声检查以明确诊断,同时应结合患者的出血情况考虑 AUB-P 与 AUB-O 共同存在所致的出血,并分析息肉是否是出血的原因,选择治疗方法。

AUB-A(子宫腺肌病):需结合痛经、不孕、子宫体积增大、CA125 升高,综合考量。

AUB-L(子宫肌瘤):超声可显示子宫肌瘤的数量、大小、位置以及肌瘤与子宫内膜的关系,可评估出血量与子宫肌瘤的关联性。

AUB-M(子宫内膜恶变和不典型增生):超声提示子宫内膜增厚,合并子宫内膜回声不均,存在异常血流信号,且药物治疗效果不满意以及长期 AUB 的患者,需首先考虑排除 AUB-M。

AUB-I(医源性)。①突破性出血:超声可表现为子宫内膜薄厚不一、回声不均匀。②宫内节育器:注意节育器的位置。综合分析与出血发生的关系。

AUB-N(未分类):注意是否存在动静脉畸形、剖宫产术后子宫瘢痕缺损或憩室等。

AUB-O:常见有 PCOS 患者的多囊卵巢形态,即一侧或双侧卵巢内直径 2～9mm 的卵泡≥12 个和(或)卵巢体积≥10cm³。此外,超声下子宫内膜的形态和厚度一定程度上反映了雌激素、孕激素的作用。需注意出血状态时超声所示子宫内膜厚度会受出血血块影响。子宫内膜厚的患者,如行撤退性出血,有出血量多的可能,需要积极治疗贫血。需要强调对于 AUB-O 的患者应更关注临床表现对治疗选择的意义,而非单纯的子宫内膜厚度。

(5)激素水平

包括血清 FSH、LH、催乳素(PRL)、雌二醇(E_2)、睾酮(T)、孕酮(P)、尿/血

HCG 等,目的在于分析 AUB-O 的病因。在获得检测结果前不必等待,应及时给予患者必要的治疗,尤其是急性 AUB 患者。基础体温的测定也有助于了解出血的规律及排卵情况,分析出血原因。

检查条件、时间及注意事项:可以在初诊时检测相关指标,因此时不一定处于基础状态,需要结合患者症状、体征、超声及月经周期情况对结果进行综合分析。尽量减少性激素药物对结果的影响,最好在使用性激素药物前或者停药 1 个月后检查。需要强调对于 AUB-O 的患者,激素水平检测目的在于分析病因,而非决定患者的治疗选择。

月经周期的不同时期检查性激素,其正常值不同、意义不同。卵泡期检测:了解基础性激素水平,应选择月经第 2~5 天检查,评估卵巢的储备功能。黄体期检测:在估计下次月经前 5~9 天进行 E_2 与 P 的测定,以了解是否有排卵及黄体功能。

检测项目与评估。E_2:评估闭经、月经稀发等的原因。P:判断有无排卵及评估黄体功能,P>3ng/mL(9.51nmol/L)提示有排卵、使用黄体酮治疗后,如在卵泡期提示黄体萎缩不全。T:测定的是血清中的总睾酮,是月经失调及高雄激素血症的重要指标,但其水平并不与高雄激素血症的症状完全匹配,因为发挥活性的是游离睾酮,受多种因素影响。PRL:明显升高见于高催乳素血症引起的月经失调或生殖功能障碍等,需分析催乳素升高的病因。FSH、LH:卵泡期和黄体期均波动在较低水平,除排卵前 FSH 和 LH 出现一个高峰外,其他时期 FSH>15U/L 提示卵巢功能下降,>40U/L 提示卵巢衰竭,可以协助判断月经紊乱原因,评估卵巢功能。β-HCG:对排除妊娠至关重要,血 β-HCG 更加准确,尿 HCG 则可作为排除妊娠的快速方法。

(6)诊断性刮宫并行病理检查,排除子宫内膜病变。有条件者,推荐宫腔镜直视下活检。无排卵性 AUB-O 子宫内膜可发生不同程度的增殖性改变。黄体功能不足者可见子宫内膜部分腺体呈分泌改变,分泌反应不良。

二、中医诊断

根据月经的周期、经期、经量异常及月经间期出血,诊断为中医的相关疾病。崩漏指月经的周期、经期、经量均严重紊乱,或暴下不止,或淋漓不净。月经先期指月经周期提前 7 天以上,甚至 10 余天一行,连续 2 个月经周期以上。月经过多指月经量较正常增多 1 倍以上,或每次行经总量超过 80mL,而周期、经期基本正常。经期延长指月经周期基本正常,经期超过 7 天以上,甚或淋漓半个月方净。经间期出血指 2 次月经中间出现周期性少量阴道出血。

三、中西医结合诊断

采用辨病与辨证相结合的诊断方法。首先根据 AUB-O 的西医诊断标准进行疾病的诊断,再根据中医诊断标准判断属于中医的哪种疾病并进行中医证候诊断。

第四节 治 疗

一、出血期治疗

本着"急则治其标,缓则治其本"的治疗原则,采用中西医结合治疗手段和方法,出血期尽快止血并纠正贫血,改善患者的一般情况,维持稳定的生命体征。血止后调整周期,固本善后,建立正常的月经周期,预防子宫内膜增生和 AUB 复发。对于有生育要求者行促排卵治疗,恢复生殖功能,生育后应长期随诊;对于绝经过渡期患者还应防止子宫内膜病变的发生。

(一)急性 AUB-O

指出现了严重的大出血,需要紧急处理以防进一步失血的 AUB,其中以月经过多表现最为常见。重度及极重度贫血患者需要维持生命体征,及时输液输血治疗,建议收住院治疗。对于急性 AUB-O 的止血,除性激素治疗外,需同时配合止血药、抗贫血等辅助治疗手段,改善患者的一般情况,必要时考虑手术治疗。

1.药物止血

是无排卵性 AUB-O 的首选疗法,包括中医药治疗、孕激素内膜脱落法、大剂量短效复方口服避孕药或高效合成孕激素内膜萎缩法。在不同方法的选择上需考虑年龄、出血量、出血速度、贫血程度、患者耐受程度、有无生育要求等。

(1)复方口服避孕药:需排除 COC 的使用禁忌证。推荐新型复方短效口服避孕药,如屈螺酮炔雌醇(Ⅱ)、屈螺酮炔雌醇、炔雌醇环丙孕酮、去氧孕烯炔雌醇等,用于青春期与生育期患者,对围绝经期患者不推荐使用大剂量 COC 止血。用法如下:每次 1 片,每 8～12h 一次,直至血止 3 天后,仍无出血可开始减量,每次减少 1 片,减量到 1 片/d,维持至血红蛋白含量正常、且期望月经在短期内来潮,停药即可。COC 如含有安慰片,应去除安慰片而连续应用活性药片。

(2)高效合成孕激素:转化子宫内膜的效能高,尤其适用于年龄大、血红蛋白小于 90g/L 的患者。止血 3 天后可以逐步减量,一般每 3 天减量一次,减量不应超过 1/3,直至维持剂量,维持至血红蛋白含量正常、且期望月经在短期内来潮,停药即可。建议用法如下。

炔诺酮:口服,每次 5～7.5mg,每 8～12h 一次,直到血止,血止 3 天后开始减量,方法同上,维持量为 5mg/d。

甲羟孕酮:口服,每次 10～20mg,可每 8h 一次,血止 3 天后开始减量,方法同上,维持量为 6～8mg/d。

左炔诺孕酮:口服,每日 1.5～2.25mg,血止 3 天后渐减量,方法同上,维持量为 0.75mg/d。

（3）子宫内膜脱落法：适用于生命体征稳定、血红蛋白≥90g/L 者。对急性
AUB 推荐使用黄体酮针剂，20mg/d，肌内注射，每日 1 次，共 3 天，促使内膜快速
同步脱落以达到止血目的。口服孕激素需要较长用药时间。需告知有停药后阴道
出血量偏多的可能，积极防治贫血。常配合使用丙酸睾酮，每个周期 25～100mg/d，
肌内注射，每日一次，共 3 天，可减缓出血量。

2. 手术治疗

诊断性刮宫手术是急性出血的最为快速有效的止血方法，止血的同时还可以
进行子宫内膜组织病理检查。因此对于有诊刮指征或有药物治疗禁忌证的患者，
建议将诊刮（或宫腔镜直视下刮宫）作为急性 AUB 的治疗和诊断的首要选择。对
于 3～6 个月内已通过内膜活检明确排除恶变或癌前病变者，不建议反复刮宫。对
于难治的、无生育要求的患者，可考虑全子宫切除术。不推荐子宫内膜切除术或消
融术作为 AUB-O 的手术方式。

手术适应证：年龄≥45 岁、长期不规律子宫出血、有子宫内膜癌高危因素（如
肥胖、糖尿病、高血压等）、B 超检查提示子宫内膜过度增厚并且回声不均匀、药物
治疗有禁忌证或治疗效果不满意者。

其他治疗：对于维持一般状况和生命体征非常重要，联合性激素治疗可起到更
好的止血效果，可酌情同时进行。

止血药：如抗纤溶药物氨甲环酸，每次 1g，2～3 次/d，每月 5～7 天。贫血患者
酌情选择口服或静脉注射铁剂、叶酸，纠正贫血。

出血时间长、有感染征象者，应及时应用抗生素。

中药：酌情选用。

促性腺激素释放激素激动剂（GnRH-α）：对于难治性急性 AUB-O，推荐使用
GnRH-α，通过对下丘脑—垂体—卵巢性腺轴的降调节，抑制卵泡生长，使卵巢分泌
雌激素和孕激素减少，导致闭经。这种方案在临床上并非常规治疗方法，但对于某
些难治的、其他方法无效或有禁忌证的 AUB-O，可作为备用方案，如近期发生或有
静脉血栓反复发生史、服用抗凝药物引起凝血功能异常、合并肝肾功能衰竭、年龄
大、长期吸烟、重度肥胖或有其他性激素使用禁忌证的患者。用法：GnRH-α 1 支
（如醋酸曲普瑞林/醋酸亮丙瑞林 3.75mg 或醋酸戈舍瑞林 3.6mg），肌内注射或皮
下注射。考虑到 GnRH-α 的价格与长期使用的副作用（如骨量下降、血管舒缩症
状等），对于 AUB-O 的患者不建议长期使用，止血后积极进行周期调整，并长期管
理。合并其他导致 AUB 的病因，如子宫肌瘤、子宫腺肌病等，可酌情延长 GnRH-α
治疗时间 3～6 个月。

（二）慢性 AUB-O

指近 6 个月内至少出现 3 次 AUB-O。需分析病因，并规范采取有效止血措

施,同时纠正贫血,并对患者进行长期管理。对于慢性 AUB-O 患者,应密切关注长期无排卵导致的子宫内膜增生甚至子宫内膜癌风险,长期进行管理以避免内膜病变的发生发展。可以通过基础体温测定、卵泡监测,或者估计下次月经前 5~9 天(相当于黄体中期)进行血清孕激素水平测定来明确患者是否有排卵及与 AUB-O 的关系。

无排卵或稀发排卵:患者因无排卵而缺乏孕激素,表现为不规律出血模式,无固定的周期和经期,出血量时多时少不定。慢性 AUB-O 多表现为月经淋漓不尽。治疗目的是止血、建立或恢复正常规律的月经模式,预防子宫内膜病变,对有生育要求者促排卵治疗。稀发排卵如不超过 60 天,可以随诊观察,而更长时间的稀发排卵处理与无排卵相似。

复方口服避孕药:适用于有避孕需求、经量多、伴痛经、经前期综合征、PCOS或有高雄激素血症表现的 AUB-O 患者。建议长期应用,避免慢性 AUB 的反复发作以及由此引起的贫血、子宫内膜病变风险。使用者需排除 COC 的禁忌证,用法如下:从药物撤退性出血或月经来潮第 1~5 天开始口服(有避孕要求的,建议月经第 1 天开始服用,月经第 2~5 天用药,前 7 天需增加屏障避孕),每天 1 片,连续 21~28 天,连用 3 个周期为 1 个疗程。停药后病情复发或月经周期仍然不稳定、无排卵者可延长至 6 个周期或以上。绝经过渡期患者如无使用 COC 的禁忌证,可在密切观察下使用常规剂量,应根据 WHO 对 COC 的使用分级限制进行处方,并应告知患者关注血栓风险。

孕激素后半周期治疗:适用于阴道出血量不多、生命体征平稳、血红蛋白≥90g/L 的患者。适合于各年龄段体内有一定雌激素水平、无排卵的患者,于月经周期或撤退性出血第 11~15 天起,使用口服孕激素,根据患者情况使用 3~6 个周期。建议首选天然或接近天然的孕激素。用法如下:地屈孕酮,10~20mg/d,共 10~14 天;微粒化黄体酮,200~300mg/d,共 10~14 天;醋酸甲羟孕酮,4~10mg,每日1~2 次,共 10~14 天。

孕激素长周期治疗:适用于无排卵、月经过多的 AUB-O 患者,也适用于无不典型子宫内膜增生症的患者。从撤退性出血或月经第 5 天开始用药,连续用药 21~25 天,根据患者情况使用 3~6 个周期。如 AUB 复发,可积极重新开始治疗,必要时再次评估内膜风险。用法如下:地屈孕酮,10~20mg/d;口服微粒化孕酮,200~300mg/d;醋酸甲羟孕酮,8~10mg,每日 1~2 次;炔诺酮,2.5~5mg,每日 1~2 次。

1. 调整周期

无排卵性 AUB-O 血止后,调整并控制周期是巩固止血疗效、避免复发的关键。可采用中医药治疗或中药联合西药治疗。中医药调经需正本清源,祛除病因,并根据患者不同证候调理善后,使机体脏腑气血冲任等恢复正常,胞宫藏泻有时,周期恢复正常。推荐调经治疗 3 个月经周期。

1）中药调经

（1）血瘀证：对青春期或育龄期患者，经后期予补肾酌加化瘀之品，待精血复盛，再于经间期化瘀通络，经前期调理气血，使瘀血得化并随经血排出，新血可安。对绝经过渡期患者，治宜补肾健脾、活血化瘀为主以善其后。

（2）脾虚证：对青春期或育龄期患者，经后期健脾益气的同时补肾滋肾，促进精气血的化生，选方如归脾汤或补中益气汤合当归补血汤、大补元煎加减；经间期适当选用温阳之品以促进阴阳的转化，可在原方基础上酌加肉桂、小茴香等；经前期健脾益气的同时，酌加温补肾阳之品如巴戟天、肉苁蓉等，以鼓动肾中阳气，促进月经来潮，恢复正常月经周期。对绝经过渡期患者治宜补肾健脾为主，以善其后。

（3）肾阴虚证：对青春期或育龄期患者，经后期治宜滋肾填精，养血调经，可在左归丸基础上酌加滋肾补血之品，如桑葚、白芍等；经间期补肾活血、促排卵，可在原方基础上酌加益母草、红花、赤芍；经前期补肾疏肝，酌加柴胡、香附、青皮。行经期若月经正常来潮，可待经净后进入下一个治疗周期。对绝经过渡期患者，治宜补肾健脾养血为主，以善其后。

（4）实热证：血止后忌大量苦寒之品，仍需滋阴降火为主。对青春期或育龄期患者，可在清热固经汤基础上加减，经后期合左归丸，经间期加活血通络之品，经前期清热凉血，调理气血。对绝经过渡期患者，治宜补肾健脾、清热凉血为主，以善其后。

（5）肾气虚证：对青春期或育龄期患者，经后期治宜滋肾填精，养血调经，可在固本止崩汤的基础上酌加补肾益气之品，如桑寄生、麦冬、紫河车等；经间期补肾活血、促排卵，可在原方基础上酌加桃仁、红花；经前期补肾疏肝为主，加佛手、郁金、香附、梅花之类；行经期若月经正常来潮则可顺其自然，待经净后进入下一个治疗周期。对绝经过渡期患者，治宜补肾健脾、养血为主，以善其后。

（6）虚热证：参照有排卵性 AUB 之阴虚血热证。同时在滋阴基础上酌情使用凉血药物如仙鹤草、茜草、生地黄、牡丹皮等。

（7）肾阳虚证：对青春期或育龄期患者，经后期滋肾填精，养血调经，可在右归丸基础上酌加补血之品，如阿胶等；经间期补肾活血、促排卵，可在原方基础上酌加桃仁、牡丹皮、丹参；经前期补肾疏肝为主，加柴胡、香附之类；行经期若月经正常来潮可顺其自然，待经净后进入下一个治疗周期。对绝经过渡期患者，治宜补肾健脾、养血为主。

2）西药调经

（1）孕激素定期撤退法：自月经后半周期使用孕激素类药物，酌情应用 3～6 个周期。

（2）短效复方口服避孕药：适用于月经量多、痤疮、多毛、痛经、经前期综合征、有避孕要求、无禁忌证的患者,一般在止血用药撤退性出血后,周期性使用3~6个周期。

(3)雌激素、孕激素序贯疗法:少数青春期或育龄期患者,考虑内源性雌激素水平不足或绝经过渡期有雌激素缺乏症状,可用雌激素、孕激素序贯疗法,也可使用复合制。

(4)左炔诺孕酮宫内缓释系统:在宫腔内局部定期释放低剂量孕激素(LNG 20μg/d),既有避孕作用,又可长期保护子宫内膜,显著减少出血量。

3)有生育要求,诱导排卵治疗

适用于无排卵、有生育要求的育龄期患者,可同时纠正 AUB-O。应用西药促排卵或联合中药治疗。

(1)西药促排卵:常用促排卵药物有氯米芬(clomiphenechloride,CC)、来曲唑(letrozole,LE)、尿促性素(human menopausal gonadotrophin,HMG)、人绒毛膜促性腺素(HCG)。

a.CC:月经周期第3~5天起,50mg/d,连续5天。一般在停药7~9天排卵。若排卵失败,可重复用药,剂量逐渐增至100~150mg/d。一般连用3个月,最多不超过6个月。

b.LE:是一种非类固醇类高效选择的第三代芳香化酶抑制剂。月经周期第3~5天开始口服,2.5~5mg/d,连服5天。

c.HMG:每支75U(以 FSH 效价计)。适用于对口服促排卵药物效果不佳、要求生育患者。月经周期第5天起每天肌内注射 HMG 1~2支,直至卵泡成熟。应警惕用 HMG 时并发卵巢过度刺激综合征。对于多囊卵巢综合征患者,建议选择小剂量的递增方案。促排卵过程中通过阴道超声和激素测定监测卵泡的发育。

d.HCG:有类似黄体生成素(LH)作用而诱发排卵。一般与其他促排卵药联用,超声监测卵泡发育接近成熟时,肌内注射 HCG 5000~10000U 以诱发排卵。

(2)中药促排卵

适用于血止后的复旧阶段,即调理善后,应着眼于调整肾—天癸—冲任—胞宫的功能,以恢复正常的月经周期。可采用中药周期疗法促进排卵。各医家对中药周期疗法的具体应用略有不同,大都遵循滋肾阴、补肾活血通络、温肾阳、活血理气调经的立法原则,在月经周期的不同阶段分别选方用药。经后期冲任血海相对空虚,阴精不足,治以补肾填精、益气养血为主,可选用菟丝子、枸杞子、制何首乌、熟地黄、当归、山茱萸、山药、党参、覆盆子、白芍等。经间期冲任胞宫阴血充盛,为重阴转阳时期,治以补肾温阳、活血通络,促进阴阳顺利转化,可选用菟丝子、紫石英、枸杞子、当归、桃仁、赤芍、路路通、穿破石等。经前期冲任胞宫阳气渐旺,宜阴中求阳,滋肾助阳,可选用菟丝子、熟地黄、续断、桑寄生、仙茅、淫羊藿、紫石英、巴戟天等。行经期正值经血来潮,气血骤变,当顺势利导,调畅气血,可选用柴胡、白芍、当归、香附等。

二、中西医结合治疗

中西医结合治疗原则是中西医优势互补,缩短疗程,提高疗效,改善患者生活质量。中西医结合治疗 AUB-O,需根据患者年龄、贫血程度、有无生育要求等制订不同的中西医结合止血和调整周期的方案。

第五节　总　　结

AUB-O 是影响女性身心健康及生活质量的重要疾病之一。随着经济水平的提高,人们的生活方式、饮食结构和习惯的改变,一些内分泌代谢系统相关疾病的发病率和患病率逐年增加,已成为危害公众健康的常见慢性病。越来越多研究发现一些内分泌代谢疾病与月经异常的发生密切相关,但其机制尚未明确,如何通过干预相关内分泌代谢疾病帮助女性恢复正常的月经周期和生育能力仍是当前研究的热点。关于两者之间关联发生的具体机制,今后仍需开展大规模、多中心、随机对照研究,并加强基础研究,多层面、多角度深入探讨,为防治提供理论基础和思路方向。中西医结合治疗能够标本兼顾,且副作用小,可达到长期稳定、不复发的疗效,临床上当灵活应用,并结合患者病情及意愿,选取最为合适的治疗方案,提高异常子宫出血临床诊疗的安全性,真正达到改善患者身心健康、提高生活质量的目的。

第六节　病案分析

李某,女,14 岁,未婚。

2019 年 8 月 1 日初诊,13 岁初潮,月经周期规律,30 天一行,行经时间长,10～15 天方净,无性生活史。末次月经:2019 年 7 月 19 日。现为月经第 14 天,未净。前 3 天量中等,余日量少,色鲜红,口燥咽干,手足心热。舌质红绛,脉细数。患者平素喜食辛辣冷饮。性激素、甲状腺功能、妇科超声、血常规未见明显异常。

西医诊断:排卵障碍型异常子宫出血。

西医治疗:于月经周期第 16 天给予地屈孕酮片 10mg/次,每天 2 次,连服 10天,连续 3 个月经周期。

中医诊断:经期延长,证属虚热型。

治法:养阴清热,凉血调经。

拟方:二至丸合两地汤。

加减:生地黄 12g、地骨皮 12g、麦冬 10g、白芍 12g、女贞子 15g、旱莲草 15g。

每天 1 剂,每周复诊 1 次,随症加减,并嘱其清淡饮食。

治疗期间月经周期、经期及经量正常,治疗 3 个月后,中断治疗,半年后电话随访,患者诉月经经期正常。

按:患者素喜辛辣饮食以致阴虚内热,热扰冲任,冲任不固,经血失约,致经期延长。本病的关键在于辨证准确,予二至丸合两地汤加减,方中两地汤滋阴壮水以平抑虚火,女贞子、旱莲草滋养肝肾而止血。全方共奏滋阴清热、止血调经之效,且滋阴不滞血,止血不留瘀。血海得安,则经血自调。患者性激素、甲状腺功能、妇科超声、血常规未见明显异常,符合西医排卵障碍型异常子宫出血诊断。患者为青春期女性,故使用孕激素定期撤退法。

第十二章 子宫内膜局部异常所致异常子宫出血

第一节 概　　述

异常子宫出血是妇科常见的症状和体征,指出现与正常月经的周期频率、规律性、经期长度、经期出血量中任何一项不符且源自子宫腔的异常出血。在排除结构性原因、排卵障碍或凝血功能异常的情况后,与子宫内膜功能障碍有关的 AUB 被定义为子宫内膜局部异常所致 AUB(AUB-E),属于排除性诊断,缺乏特异性诊断方法。常见原因包括子宫内膜炎、感染、炎症反应异常和子宫内膜血管生成异常等。慢性子宫内膜炎可能导致局部炎症反应异常或内膜血管发生异常,引起AUB,多见于既往放置宫内节育器、黏膜下子宫肌瘤、子宫内膜息肉、妊娠物残留、多次宫腔操作史或存在其他潜在感染风险的患者。子宫内膜菌群失调也可出现炎症反应,可结合宫腔镜、常规病理检查或免疫组化 CD138 检测,提高子宫内膜炎的诊断准确性。

异常子宫出血在古代医籍中没有明确阐述,结合 AUB-E 的临床表现,将其大多归属于中医的经期延长、月经过多等疾病。本病的病机多为冲任、胞脉损伤,经血失于制约,非时妄行,主要与肝、脾、肾功能失调有着密切的关系。在气血方面则主要与气虚、血瘀、血热等因素有关。总体归纳起来可以分为虚、热、瘀等三方面。

第二节 临床表现

AUB-E 患者主要以月经过多及经期延长为特征,具有规律的周期性间隔。另外,还有部分患者存在经间期出血等症状。

1. 月经过多

月经过多是 AUB-E 患者的主要症状,仅表现为月经量明显增多,月经期内每天经量减少模式与正常月经期相似,90％发生在月经周期前 3 天。一般考虑内膜凝血纤溶功能异常,导致子宫内膜局部血管收缩异常,导致子宫大量出血。

2. 经期延长

可能与子宫内膜局部炎症或血管生成异常等有关。子宫内膜局部出现炎症反应时,中性粒细胞等显著增加,释放松弛素,分解内膜中的网状纤维,造成内膜不规则脱落,致迁延不愈的出血。血管内皮细胞生长因子可促进子宫内膜局部血管生成,从而修复损伤的内膜。

第三节 诊 断

AUB-E患者的诊断尚无特异方法,主要依赖于在有规律且有排卵的月经基础上,出现异常子宫出血,仔细记录详尽的病史、体格检查、实验室检查和影像学检查,逐一排除结构性病因(包括子宫内膜息肉、子宫肌瘤、子宫腺肌病及子宫内膜病变)、医源性因素、凝血功能缺陷及特殊子宫结构形态异常,均没有发现其他原因可解释时,那么这种出血可能是子宫内膜局部异常引起的,可诊断为子宫内膜局部异常所致AUB,即AUB-E。

1.病史采集

病史应该包括:①月经史,详细询问患者月经初潮年龄、月经周期、经期长度、出血量、月经出血模式、每天使用卫生巾/卫生棉条的次数、使用天数及伴随症状;②询问是否有性生活史及生育史;③生殖系统疾病、全身性疾病和家族史;④药物使用情况。避孕药和抗凝药物等的使用也会导致AUB,应详细询问近来药物使用情况,重点关注是否使用激素以及药物名称、剂量、用法、疗效等。

2.体格检查

首先应该评价生命体征。对于长时间或急性大出血的患者,必须判断患者的生命体征是否平稳,是否需要采取紧急止血。待排除紧急情况后,可进一步体格检查评估,包括雄激素分泌过多的体征、瘀点或瘀斑、甲状腺和外生殖器检查,以排除可能的创伤,确定出血来源。妇科检查可以排除阴道、宫颈的病变,发现异物及子宫结构的异常。对于无性生活的患者,可采用直肠—腹部诊,了解盆腔情况。同时,体格检查可发现相关体征,如性征、身高、泌乳、体重、体毛、腹部包块等。

3.辅助检查

包括影像学检查、组织病理学检查及实验室检查。阴道超声是评价AUB患者宫内情况的首选检查。子宫超声影像能简单有效地显示宫腔内病变的性质和位置,通常AUB-E患者的超声影像学无明显异常,阴道超声可帮助我们初步排除子宫内膜息肉、子宫肌瘤、子宫腺肌病等。诊断性宫腔镜检查用于评估子宫病变的性质及其与子宫宫腔的关系(如息肉、子宫肌瘤、肿瘤改变),并对直接观察到的异常组织进行活检。子宫内膜活检或诊刮可排除子宫内膜恶性病变的可能。另外,必要的实验室检查也有助于鉴别诊断,结合患者病史,首先进行血清 β-HCG 或尿HCG检测,排除妊娠疾病相关性出血,还需要进行性激素六项、血常规、凝血功能、甲状腺功能等检查以排除可能引起异常子宫出血的原因。

第四节　治　疗

一、西医治疗

AUB-E 主要表现为经量过多、经期延长,还有部分患者可能伴有经间期出血的症状。治疗分为药物治疗和手术治疗。推荐的药物治疗方案:①左炔诺孕酮宫内缓释系统(LNG-IUS)适合于近期无生育要求的患者;②氨甲环酸抗纤溶治疗或非甾体抗炎药(NSAIDs),可用于不愿意或不能使用性激素治疗、近期有生育要求的患者;③短效避孕药;④孕激素子宫内膜萎缩治疗,如炔诺酮、地屈孕酮长期管理;⑤手术治疗包括刮宫术和保守性手术。刮宫术仅适用于紧急止血与病理检查。对于无生育要求者,可以考虑保守性手术,如子宫内膜切除术。

1.一般治疗

对于经量过多导致的缺铁性贫血者,予以补充铁剂,辅以维生素 C 口服来改善贫血。对贫血严重者,必要时予以输血治疗。对子宫内膜炎者或出血感染患者,可根据实际情况配合使用抗生素治疗。同时应注意休息,避免劳累,避免过度运动,加强营养。

2.药物治疗

(1)左炔诺孕酮宫内缓释系统(LNG-IUS):大量研究显示 LNG-IUS 可有效缓解月经过多症状。对于 AUB-E 月经过多,LNG-IUS 是所有药物治疗中疗效较好者,可广泛用于治疗异常子宫出血患者。LNG-IUS 为 T 形宫内节育器,在将 LNG-IUS 放入患者宫腔内后,左炔诺孕酮每日的释放量可维持在 $20\mu g$,起到持续治疗的效果。LNG-IUS 通过宫内局部释放左炔诺孕酮抑制子宫内膜的增殖作用,从而起到减少出血的作用。此外,LNG-IUS 可上调胰岛素样生长因子结合蛋白-1 的基质表达,降低胰岛素样生长因子-1 的增殖效应,同时 LNG-IUS 也对各种止血因子的子宫内膜水平有影响。因此,暂无生育要求的患者可选用 LNG-IUS。

(2)氨甲环酸:纤溶酶原激活物抑制剂氨甲环酸是一种合成的赖氨酸衍生物,通过竞争性阻断纤溶酶原的结合位点,实现阻止纤维蛋白的分解,能够抑制蛋白质降解为活性肽,增强血小板聚集,降低血管脆性,从而局部止血。对于减少月经量效果显著。

(3)非甾体消炎药(NSAIDs):非甾体消炎药(NSAIDs)可抑制内膜炎症反应,收缩血管,发挥止血作用。若患者不愿意或不能使用激素治疗,可选择用 NSAIDs。同时,研究表明月经量大女性的前列腺素水平相对较高,非甾体抗炎药可以降低前列腺素水平。非甾体抗炎药可以显著减少月经出血量,但效果不如氨甲环酸或达那唑。

（4）复方口服避孕药（COC）：COC 适用于暂无生育要求的 AUB-E 患者。COC 通过子宫内膜长期孕激素暴露，下调子宫内膜雌激素受体，导致子宫内膜萎缩，从而减少月经量，制剂包括含炔雌醇制剂、含雌二醇制剂等，特别是那些含有戊酸雌二醇的化合物可有效使月经过多女性的月经量减少约 60%。复方激素避孕剂，长周期孕激素或通过 LNG-IUS 宫内释放 LNG 的激素疗法是 AUB-E 月经过多的一线用药疗法。

（5）孕激素子宫内膜萎缩法：孕激素通过拮抗雌激素，使子宫内膜萎缩，从而达到止血的目的。对于月经过多的孕激素治疗可分为黄体期孕激素使用和延长周期（即周期 5～25 天）孕激素使用。延长周期孕激素使用可以显著减少出血量，黄体期孕激素使用在减少月经出血方面效果较差，因此，在临床上一般采用炔诺酮5mg，每天 3 次，月经第 5 天起服，连服 21 天。

（6）其他：丙酸睾酮可通过减少盆腔充血、增加子宫张力协助止血；米非司酮选择性孕激素受体调节剂，可拮抗孕激素受体，造成闭经等。

3.手术治疗

手术治疗包括刮宫术和保守性手术。刮宫术仅适用于紧急止血与病理检查。子宫内膜去除术适用于无生育要求的 AUB-E 患者，在药物治疗效果不明显时，可考虑行手术治疗。一般选择子宫内膜切除术，通过切除全部或浅肌层子宫内膜，使月经减少或闭经。该方法对内分泌功能无影响。保守性子宫内膜去除术治疗的长期疗效大于口服药物治疗，且一般不建议进行子宫切除术。目前手术方式有射频消融、微波、热球子宫内膜去除术等。

二、中医辨证论治

结合 AUB-E 的临床表现，将其大多归属于中医的经期延长、月经过多等疾病。

（一）经期延长

经期延长的患者主要分为气虚证、血热证及血瘀证，该病病因为外感内伤，脏腑经脉气血功能失调，阳气不足，冲任不能制约经血；热邪内扰血海，血热沸腾不宁；或瘀血阻滞胞宫胞络，瘀血不去，新血难安，均可能导致经期延长。经期延长的治疗分经期和非经期两部分。经期辨证止血，非经期补肾调周。行经期，若血量不多，于出血高峰后，月经第 3～4 天辨证止血，以使之当出则出，防塞其流而留瘀；若经期延长合并经量过多，可于经期第 1 天辨证止血，澄源塞流，及时止损，以防气虚不摄或热扰血海，气随血耗或伤阴留瘀，进一步加重病情，同时用药亦适当加重化瘀止血之品。血止后，根据中医理论，其本在肾，调周期以补肾为主，针对患者体质和症状不同，以肾阴虚、肾阳虚和肾虚痰湿三种证型辨证用药，调周期，促排卵。

1. 经期辨证用药

(1)气虚证。

临床症状:经期超过 7 天,每月反复,血色淡,质清稀,疲乏倦怠,肢软无力,动辄头晕眼花、汗多,腹满食少。舌淡,苔薄白,脉细弱。

治疗原则:补气固冲,止血调经。

方药:当归补血汤加减。

药用:生黄芪、当归、三七粉、仙鹤草、茜草、乌贼骨、炒白术、炒枳壳、益母草。气虚重者,加党参;出血时间长、有血块者,加生蒲黄;伴小腹隐痛者,加龙葵或重楼;便秘者,改炒白术为生白术。

(2)血热证。

临床症状:经期持续时间延长,色鲜红或黯红,量多,质稠,咽干口燥。舌红,苔黄,脉细滑有力。

治疗原则:清热凉血,止血调经。

方药:犀角地黄汤加减。

药用:犀角以水牛角代、生地黄、丹皮、白芍、茜草、乌贼骨、三七粉、炒白术、炒枳壳、益母草。兼阴虚血热者,加女贞子、旱莲草;阴虚津亏者,加鲜地黄;出血时间长、有血块者,加生蒲黄;便秘者,改炒白术为生白术;阴伤明显者,加玄参、麦冬;出血量多、时间长者,亦可加龙葵、桑叶、重楼等,既可清热解毒,预防盆腔感染,又可凉血止血。

(3)血瘀证。

临床症状:经期延长,色黯有块,伴小腹疼痛拒按,面色黯。唇舌紫黯,有瘀斑,脉沉弦或沉涩。

治疗原则:活血化瘀,止血调经。

方药:生化汤合失笑散加味。

药用:当归、川芎、桃仁、炮姜、甘草、蒲黄、五灵脂、三七粉。若血热夹瘀,伴出血紫黑、有块,小腹疼痛,用犀角地黄汤加桃仁、红花。若寒瘀,伴小腹冷痛、腰酸,用胶艾四物汤加味:阿胶烊化、艾叶、当归、白芍、熟地黄、川芎、甘草、三七粉。

2. 中成药

补中益气丸:适用于气虚证。

保宫止血颗粒:适用于阴虚血热证。

知柏地黄丸:适用于阴虚血热证。

宫血宁胶囊:适用于湿热蕴结证。

妇科千金片:适用于湿热蕴结证。

3. 针灸疗法

耳针:取子宫、内生殖器为主穴,阴虚加内分泌,脾虚加三焦,血瘀加盆腔,湿热加膀胱或输尿管等。

体针：虚证取三阴交、关元、气海、足三里、血海、脾俞、肾俞等，行补法；血瘀证取三阴交、血海，行泻法。

（二）月经过多

月经过多的病机主要为冲任不固，经血失于约束而致血量多，常见分型主要有血热、气虚、血虚等。其治法需区分经期与非经期。经期重在止血、减少月经量；非经期则主要针对病因病机，固冲任以治本。

1. 经期辨证用药

（1）血热证。

临床表现：月经量多，色深红或鲜红，质黏稠，口渴饮冷，心烦多梦，尿黄便结。舌红，苔黄，脉滑数。

治疗原则：清热凉血，固冲止血。

方药：保阴煎加减。

药用：生地黄、熟地黄、黄芩、黄檗、白芍、山药、续断、甘草。若经血黏稠有腐臭味，或平时黄带淋漓，下腹坠痛，重用黄芩、黄檗，酌加马齿苋、败酱草、薏苡仁；热甚津伤，口干而渴，酌加天花粉、玄参、麦冬。

（2）气虚证。

临床表现：行经量多，色淡红，质清稀，神疲体倦，气短懒言，小腹空坠，面色㿠白。舌淡，苔薄白，脉缓弱。

治疗原则：补气提升，固冲止血。

方药：安冲汤加减。

药用：白术、黄芪、生龙骨、生牡蛎、生地黄、白芍、海螵蛸、茜草、续断。若经行有瘀块或伴有腹痛，酌加三七、益母草、泽兰；兼腰骶酸痛，酌加鹿角霜、补骨脂、桑寄生；兼心悸头晕，生地黄改成熟地黄，酌加首乌、五味子。

（3）血瘀证。

临床表现：经行量多，色紫黯，质稠，有血块，经行腹痛，或平时小腹胀痛。舌紫黯或有瘀点，脉涩有力。

治疗原则：活血化瘀，固冲止血。

方药：桃红四物汤加减。

药用：当归、熟地黄、白芍、川芎、桃仁、红花。若经行腹痛甚，酌加延胡索、香附；血瘀挟热，兼口渴心烦，酌加黄芩、黄檗、炒地榆。

2. 中成药

乌鸡白凤丸：适用于气虚不摄之月经过多。

荷叶丸：适用于阴虚血热之月经过多。

益母草膏:适用于血瘀之月经过多。

云南白药:适用于出血不止者。

3.针灸疗法

体针:气虚宜选用气海、关元、肺俞、肾俞、足三里、三阴交等;血热宜取曲池、合谷、血海、三阴交等;血瘀取中极、气海、子宫、血海、三阴交等。

艾灸:对于气虚、血瘀所致的月经过多者可使用艾灸,取隐白、气海、神阙等。血热者不宜使用艾灸疗法。

第五节　总　　结

当 AUB 发生在有规律且有排卵的周期,特别是经排查未发现其他原因可解释时,可能原发于子宫内膜局部异常。症状如仅是月经过多,可能为调节子宫内膜局部凝血纤溶功能的机制异常。此外,还可仅表现为经期延长或经间期出血,可能是子宫内膜血管修复的分子机制异常,包括子宫内膜炎症、感染、炎症反应异常和子宫内膜血管生成异常。目前尚无特异性方法诊断子宫内膜局部异常,主要在有排卵月经基础上排除其他明确异常后确定。对此类非器质性疾病引起的月经过多或经期延长,西医治疗主要包括药物治疗及手术治疗,中医治疗包括中药汤剂、中成药、耳针、体针、艾灸等。

第六节　病案分析

张某某,女,34 岁。

2022 年 7 月 5 日初诊。主诉为月经量多伴经期延长 6 个月。平素月经规律,初潮 14 岁,周期 28～30 天,5～7 天方净,量中,无痛经。2022 年 1 月开始出现月经量增多,月经前 4 天 1～2 小时可浸透 1 片日用卫生巾,伴血块,无痛经,9～10 天干净,量多时伴头晕。曾自服止血药,效果欠佳。末次月经:2022 年 7 月 2 日。现阴道出血量多,2 小时可浸透 1 片日用卫生巾,伴有血块,无腹痛,感头晕,无心慌胸闷等不适。孕 2 生 2,已生育,现无生育计划。2017 年上环,2021 年 10 月取环。

既往身体健康,否认严重疾病史,无血液系统疾病史,无血栓,无乳腺及甲状腺的肿瘤病史,无传染病。否认家族高血压、糖尿病等遗传病史。

面色苍白,一般情况可,血压 121/75mmHg,心率 92 次/分,BMI 20.8kg/m²,心肺听诊无异常,腹平软,肝脾肋下未触及,生理反射存在,病理反射未引出,皮肤无瘀斑、瘀点。

妇科检查。外阴:已婚型、无充血。阴道:通畅,可见暗红色血迹,量中。宫颈:光滑,可见少量血液自宫颈口流出,无摇举痛。宫体:居中,正常大小,活动可,无压痛。附件:双侧均无增厚及压痛。

辅助检查。血常规:血红蛋白 102g/L,余正常范围。尿妊娠试验:阴性。性激素六项:E_2 45.78pg/mL;FSH 5.31mIU/mL;LH 4.93mIU/mL;P 0.12ng/mL;T 0.124ng/dL;PRL 9.02ng/mL。经阴道彩色超声:子宫大小为 5.1mm×4.5mm× 4.3mm,中位,形态规则,肌层回声均匀,内膜厚度为 0.5cm,未见异常血流信号,双卵巢体积正常,未见明显异常回声及血流。其他检查:凝血功能、甲状腺功能、肝肾功能、血脂、血糖均正常。心电图检查正常。

初步诊断:异常子宫出血? 轻度贫血。

治疗:

(1)止血,进行分段诊断性刮宫(2022 年 7 月 7 日)。病理检查结果:所取子宫组织为增生期子宫内膜。

(2)术后给予口服抗生素以预防感染,给予铁剂以抗贫血。

(3)给予地屈孕酮口服治疗,用药第 3 天血止。

(4)连续 3 个周期,月经第 5 天起予地屈孕酮口服治疗。

月经 7 天干净,月经量较前明显减少。之后随诊月经周期及经量。

第十三章　医源性异常子宫出血

第一节　概　　述

医源性异常子宫出血(AUB-I)指所有与医疗操作、用药相关的 AUB,包括应用性激素、GnRH-α、放置宫内节育器或使用抗凝药物等。以突破性出血较常见,原因可能与所用性激素的雌激素、孕激素比例不当有关。

临床上,应用 COC 发生 AUB 的常见症状包括频繁出血或点滴出血。此外,漏服避孕药会引起撤退性出血。避孕药是由人工合成的雌激素和孕激素配制而成的,含有少量雌激素和高效大剂量孕激素。避孕药避孕原理主要是抑制排卵、阻碍受精和改变子宫内膜环境。口服避孕药有短效、长效和速效三类,作用稍有差别,但作用原理基本相似。避孕药也有副作用,引起并发症,绝大多数人的并发症很轻微。有的人适应一段时间后就会减轻或消失,可不处理。有的人可出现经期延长,阴道出血,少量、间断性出现,影响患者情绪和生活。因此,一部分人常需接受治疗。

宫内节育器避孕原理主要是局部组织对异物产生炎症反应而影响受精卵着床和发育,还与所含活性物质有关,如铜离子对精子有毒性作用;孕激素可抑制排卵,抑制子宫内膜发育而不利于受精卵着床,使宫颈黏液变稠而不利于精子穿过。宫内节育器也有副作用,引起最主要的并发症是月经期延长,阴道出血,少量、间断性出现,与避孕药类似,有的人出现白带增多、下腹或腰骶不适、疼痛等。有的人经过一段时间后以上反应可减轻或消失,但很多人仍然存在。

第二节　临床表现

女性在服 COC 期间会发生持续性的点滴出血,或者如同月经量的突破性出血。避孕药漏服会引起不规则阴道出血;放置宫内节育器所引起的 AUB-I 通常表现为月经过多、经期延长,可能与局部前列腺素生成过多或纤溶亢进有关;首次应用左炔诺孕酮宫内释放系统(LNG-IUS)或皮下埋置剂的女性 6 个月内也常会发生突破性出血。此外,一些 NSAIDs 制剂、利福平、抗惊厥药、抗生素、影响多巴胺代谢的药物、吩噻嗪、三环类抗抑郁药等,可能引起催乳素水平升高,导致排卵障碍,引起 AUB,也被归入 AUB-I。部分育龄期女性由于血栓性疾病、肾透析或放置心脏支架后必须终身抗凝治疗(如使用华法林、维生素 K 的拮抗剂),因而可能导致月经过多,现也被归入 AUB-I。

从中医学角度,胞宫周期性地出血,月月如期,经常不变,称为"月经"。月经从初潮到绝经,中间除妊娠期、哺乳期外,都有规律地按时来潮。正常月经是女子发育成熟的标志之一。正常月经周期一般为 28 天左右,21~35 天也属正常范围。经期,指每次行经持续时间,正常者为 3~7 天,多数为 4~5 天。经量,指经期排出的血量,一般行经总量为 50~80mL。由于年龄、体质、气候变迁、生活环境等影响,月经周期、经期、经量等有时也会有所改变。月经周期正常,经量明显多于既往者,称为月经过多。月经周期正常,经期超过了 7 天,甚或 2 周方净者,称为经期延长,又称经事延长。女性不在行经期间阴道突然大量出血,或淋漓下血不断,称为崩漏,前者称为崩中,后者称为漏下。若经期延长达 2 周以上,应属崩漏范畴,称为经崩或经漏。崩漏是月经的周期、经期、经量发生严重失常的病证,发病急骤,暴下如注,大量出血者为"崩";病势缓,出血量少,淋漓不绝者为"漏"。崩与漏虽出血情况不同,但在发病过程中两者常互相转化,如崩血量渐少,可能转化为漏,漏势发展又可能变为崩,故临床上多以崩漏并称。

第三节 诊 断

临床上 AUB-I 的诊断需要通过仔细询问用药史、分析服药或治疗操作与 AUB 的关系后确定。注意患者年龄、孕产次、健康状况、近期内是否用过性激素治疗。宫环出血是指发生在育龄期女性放置节育器后,节育器位置正常,而出现以经期延长、月经过多、非经期阴道流血等异常子宫出血为主症的疾病。宫内节育器形态、大小与子宫出血关系密切。宫内节育器放在宫腔,直接与内膜接触,形状大小与宫腔不符、节育器过大、压迫面大、某一点直接损伤或嵌入内膜,都可能引起出血。上环者本人有的可能有凝血机制障碍,如血液系统疾患、肝脏疾患,都可能引起放置节育器后出血。另外生殖器病变,如子宫畸形、子宫肌瘤、宫腔炎症等,都可改变宫腔正常形态,放置节育器后容易损伤或加重内膜炎症改变,激活纤溶系统,引起出血。西医称为宫内节育器出血副反应,属中医月经过多、经期延长、崩漏范畴。

生殖器肿瘤、生殖系统疾病和炎症(宫颈息肉、子宫内膜息肉、子宫内膜炎、盆腔炎等)临床可表现为如崩似漏的阴道出血,必须通过妇科检查、B 超、MRI、诊断性刮宫明确诊断以鉴别。外阴阴道伤出血如跌倒仆伤、暴力性交等,可通过询问病史和妇科检查鉴别。内科出血性疾病如再生障碍性贫血、血小板减少,在来经时可由原发内科血液病导致阴道出血过多,甚则暴下如注,或淋漓不尽,通过血液分析、凝血因子检查或骨髓细胞分析鉴别。

在上述评估基础上,根据个体化原则,为不定期出血的女性提供进一步检查:①若既往无规律的宫颈筛查报告,且妇科检查时宫颈外观质脆、有接触性出血,可行宫颈筛查;②若感染风险较高,且有异常的阴道分泌物,可行阴道分泌物检查;③若出血时间长、出血量多,可行全血细胞分析,查看有无贫血,在此基础上若妇科检查触及子宫附件区包块,可行妇科超声检查、盆腔 MRI 等影像学检查;④此外,原因不明的长时间出血或出血模式发生改变的不定期出血,特别是年龄≥45 岁(或合并内膜癌高危因素且年龄<45 岁)的女性,建议进一步行宫腔镜检查及内膜活检,排除宫腔占位病变,如子宫内膜息肉、内膜不典型增生甚或子宫内膜癌等。

第四节 治 疗

COC 使用 3 个月内出现的不定期出血较常见。这与漏服、迟服避孕药或者避孕药药效不足有关。如果阴道流血发生在月经周期的前半期,常提示雌激素剂量太小;如发生于后半期,则表明孕激素剂量不够,不足以维持子宫内膜。对于 COC 引起的出血,首先应排除漏服,强调规律服用,一般随着服药时间的延长,突破性出血现象会逐渐消退。若无漏服,可通过增加炔雌醇剂量改善出血。少数人服药期间出现阴道流血,如非漏服避孕药所引起,出血发生在月经周期的前半期,每晚加服炔雌醇 1~2 片,直到避孕药服完;发生在月经周期的后半期,每晚加服避孕药 1/2~1 片,直到服完避孕药。若 COC 使用超过 3 个月出现出血且不规律、出血模式发生改变、之前未进行过宫颈筛查,或伴有腹痛、性交痛等其他症状,应警惕恶性肿瘤的可能,如宫颈癌、子宫内膜癌等,需行进一步检查。在排除妇科器质性疾病导致的持续性出血后,建议更改用药方案或更换 COC 种类。

节育器放置后少量不规则阴道流血,多无须治疗,只能耐心地等待度过"磨合期"(通常 3~6 个月);流血量多,经期延长或不规则阴道流血,可按月经不调辨证施治;若节育器放置位置或大小选择不合适,可改变位置或更换合适的节育器;若月经改变严重,经治疗无效,可取出节育器,改用其他方法避孕。对因放置宫内节育器所致的 AUB-I,治疗上首选抗纤溶药物。经治疗无效者,可将节育器取出。出血日久者,需抗感染处理。一部分宫内节育器含有铜离子,而铜离子具有细胞毒性和溶血作用,从而造成经量过多,流血不凝,这属于正常现象。

对于应用 LNG-IUS 或皮下埋置剂引起的出血,可对症处理或期待治疗,还可同时予短效避孕药,应做好放置前咨询。LNG-IUS 所含成分为左炔诺孕酮,这是一种高效的孕激素,长期作用于子宫内膜上,使子宫内膜腺体萎缩,间质蜕膜化。所以放置 LNG-IUS 后发生的不规则出血为孕激素突破性出血,一般观察即可,不需要处理。对于一些焦虑情绪较重、迫切希望治疗的女性,可选择 NSAIDs、COC、米非司酮等药物调整治疗。可以在医生的指导下使用头孢类抗生素等,若出血较多,可使用氨甲环酸、云南白药等止血,也可以同时口服短效避孕药。

对于应用抗抑郁药或抗凝药引起的出血,可对症处理,必要时咨询专科医生。随着抗血栓治疗(抗凝治疗及抗血小板治疗)在育龄期血栓性疾病患者中应用增多,抗血栓治疗诱发的月经过多逐渐增多,严重威胁患者健康。若中断抗血栓治疗可能导致静脉血栓栓塞复发。在抗血栓药物治疗时发生急性月经过多,可在对症治疗同时可选用 Foley 导尿管球囊压迫止血或吸宫治疗,待急性出血控制后推荐放置 LNG-IUS,进行月经过多长期管理,也可使用米非司酮(10~25mg/d),暂时诱导闭经,纠正贫血并为其他治疗做准备。

另外,治疗结核病的利福平、抗惊厥药及某些抗生素等都可能造成 AUB-I,应根据原发病用药的情况权衡利弊,调整用药。

从中医学角度,避孕药抑制排卵、阻止卵泡生长发育,类似于阻挠月经周期阴阳变化规律,以致冲任血海阴气不能滋生,阳气不得长养,从而出现冲任血海阴阳气血虚弱状态。宫内节育器居于宫内,可阻挠冲任血海气血运行,"金刃损伤"(置环)是发病的关键性病因,发病机制为环卧胞宫,冲任两脉及胞脉胞络为金刃所伤,脉络受损,血溢脉外,局部气血失和,脉络瘀阻,血不归经而妄行,同时含药节育器与避孕药类似,干扰冲任血海阴阳变化规律,从而引起阴道出血。本病以无周期性的阴道出血为辨证要点,临证时结合出血的量、色、质变化和全身证候来辨明寒、热、虚、实。治疗上应根据病情的缓急轻重、出血的久暂,采用"急则治其标,缓则治其本"的原则,灵活运用塞流、澄源、复旧三法。塞流即是止血。澄源即是求因治本。复旧即是调理善后。

一、COC 出血辨证施治

主要证候:女性在服 COC 期间,出现经期延长,阴道少量流血、色淡质稀,或间断出现,或淋漓不断,或月经量少,或闭经,腰膝酸软,头晕乏力。舌质淡,苔薄白,脉沉弱。

证候分析:避孕药阻挠冲任血海阴气滋生和阳气长养,阴阳气血相对不足,冲任血海相对空虚,阴气虚则阳气不能潜藏而迫血,阳气虚则阴血不能固摄而外溢,出现经期延长,或阴道少量流血,色淡质稀,间断出现,或淋漓不断,或月经量少,或闭经。肾虚明显者则腰膝酸软。气血不足则头晕乏力。舌质淡,苔薄白,脉沉细弱,为阴阳气血虚弱之象。出血日久不止,情绪不宁,引起肝郁,出现抑郁表现;或肝郁化火而出现烦躁易怒;或气血损伤而出现神疲气短;或心肝郁火而出现心烦、失眠、多梦等症状。

治疗法则:滋阴温阳,补益气血,固摄冲任,并结合个体状态辨证施治。

选方用药:

补肾固冲丸:菟丝子、枸杞子、熟地黄、党参各 15g,续断、巴戟天、杜仲、当归、鹿角霜、阿胶、白术、砂仁各 10g,大枣 5 枚。方外另加仙鹤草、地榆炭、白及各 10g,改汤剂,水煎服,每天 1 剂。偏肾阴虚者,腰膝酸软,头晕耳鸣,面赤唇红,五心烦热,潮热盗汗,口咽干燥,舌红苔少,脉沉细数,可酌加山茱萸、女贞子、旱莲草、地骨皮各 10g,滋养肾阴。偏肾阳虚者,腰膝酸软,畏寒肢冷,小便清长,面色晦暗,舌质淡,苔白滑,脉沉迟,酌加淫羊藿、补骨脂、肉苁蓉各 15g,温补肾阳。出血量多、时长者,可酌加海螵蛸、龙骨、牡蛎各 15g,收涩止血。由于平素个人基础状态和体质存在差异,临证时当结合个体状态辨证加减。

二、宫内节育器出血辨证施治

1. 肝郁血瘀证

证候:经行时间延长,或经量多于以往经量,色黯红,有血块或经行不畅,精神郁闷,时欲太息,胸胁、乳房胀痛,嗳气口苦。质暗红,苔薄,脉弦涩。

分析:素性抑郁,或因放置宫内节育器而忧思气结,致肝之疏泄功能失调,血海蓄溢失常,又因环卧胞宫,胞脉瘀阻,恶血不去,新血不得归经而妄行,故经期延长,经量增多,色暗红有块。肝气郁结,肝脉气滞,故精神郁闷,时欲太息,胸胁、乳房胀痛。气郁化火犯胃,则嗳气口苦。舌暗红,脉弦涩为肝郁血瘀之征。

治法:疏肝理气,化瘀止血。

方药:四草止血汤。

炒蒲黄 10g	香附 10g	五灵脂 10g	马鞭草 10g
旱莲草 15g	夏枯草 10g	仙鹤草 15g	柴胡 10g
白芍 15g	女贞子 15g	甘草 6g	

2. 阴虚血瘀证

证候:宫内放置节育器后,出现经行时间延长,或经量多于以往经量,色黯红,有血块或经行不畅,潮热颧红,咽干口燥,手足心热。舌红,苔少,脉细数。

分析:素体阴虚,或病久伤阴,或产多乳众,阴血暗耗。阴虚生内热,热扰冲任,则血海不宁;又环卧胞宫,胞脉瘀阻,血不归经而妄行,故经期延长,经量增多,色黯红,有块。潮热颧红,咽干口燥,手足心热。舌红,苔少,脉细数均为阴虚火旺之象。

治法:滋阴清热,化瘀止血。

方药:二至丸加味。

女贞子 15g	旱莲草 15g	生地黄 10g	炒蒲黄 10g
丹皮 10g	茜草 10g	山萸肉 10g	仙鹤草 15g
续断 10g	甘草 6g		

3. 气虚血瘀证

证候:宫内放置节育器后,出现经行时间延长,或经量多于以往经量,色黯红,有血块或经行不畅,神疲体倦,面色㿠白,气短懒言,小腹空坠。舌淡,苔薄白,脉缓弱。

分析:素体气虚,或劳倦过度,损伤脾气。脾气亏虚,一则摄血无权,冲任不能制约经血;再则运血无力,使胞之脉络瘀阻。加之环卧胞宫,影响局部气血运行,而瘀血不去,新血不归,故经期延长,经量增多,色黯红,有块。失血过多,气随血脱,清阳不升,故神疲体倦,面色㿠白,气短懒言,小腹空坠。舌淡,脉缓弱亦为气虚征象。

治法:益气活血,化瘀止血。

方药:举元煎合失笑散加味。

党参 15g	黄芪 15g	白术 10g	升麻 10g
炙甘草 6g	炒蒲黄 10g	五灵脂 10g	血余炭 10g
茜草 10g	益母草 15g		

三、其他施治

1.针灸

治疗原则:血热内扰、气滞血瘀者,清热凉血、行气化瘀,只针不灸;肾阳亏虚、气血不足者,温肾助阳、补气摄血,针灸并用,补法。虚证取关元、三阴交、肾俞,气虚配气海、脾俞、膏肓、足三里,阳虚配气海、命门、复溜,阴虚配然谷、阴谷,针刺用补法,可酌情用灸。实证取气海、三阴交、隐白,血热配血海、水泉,湿热配中极、阴陵泉,气郁配太冲、支沟、大敦,血瘀配地机、气冲、冲门,针刺用泻法。

2.耳针

子宫、卵巢、内分泌、肝、肾、神门,两耳交替选3～4穴,针刺,每日1次或隔日1次,留针20～30分钟;或耳穴埋针;或压豆。

3.穴位注射

取血海、气海、足三里、然谷、三阴交,5%当归注射液封闭,每次2～3穴,每天1次。

第五节　总　　结

随着对女性月经及内分泌的研究不断深入,特别是对年龄、卵泡生成、排卵机制的研究,认识到月经周期是卵巢周期的临床反应,但两者之间是不同等的。卵巢周期是指促卵泡激素(FSH)上升诱导的卵泡发育,直到排卵,排卵后再次FSH上升使卵泡募集的过程。而月经周期是在前半期雌激素促内膜增殖后,后半期在雌激素、孕激素(主要是孕激素)的作用下使得内膜转化,之后雌激素、孕激素撤退导致的子宫内膜周期性的剥脱出血。人为使用药物干预就会导致卵巢周期和子宫内膜出血周期(即月经周期)的不同步。而这些干预主要见于避孕药的不规范使用、使用左炔诺孕酮宫内释放系统、使用含有性激素的化妆品、口服含有性激素的保健品以及某些中成药或者中药的不合理使用,以上原因均会导致医源性异常子宫出血的发生。

对 AUB-I 患者,首先要详细地询问月经变化的历史,确认其特异的出血模式,需排除生殖器肿瘤、炎症或全身性疾病引起的阴道出血,还需排除妊娠和产褥期相关的出血。初诊时全身检查及妇科检查不可缺少,结合必要的辅助检查,如超声检查、性激素检查、宫腔镜检查、腹腔镜检查、凝血功能检查等,明确 AUB-I 病因。AUB-I 依据病因不同,治疗方法各异。

从中医学角度,本病的诊断应着重于月经的周期、经期、经量、经色、经质以及伴随月经周期出现的症状,结合全身表现,运用四诊八纲综合分析,进行诊断和辨证。具体应用时当注意辨别个体的阴阳气血状态,根据实际状态而调。

第六节　病案分析

王某,女,30 岁。

2020 年 2 月 20 日初诊。13 岁月经初潮,周期 28～30 天,量中等。半年前顺产一子,3 个月前用 LNG-IUS 避孕,但 3 个月内每次月经淋漓不尽 10 余天。就诊前 3 天月经来潮,色淡红,质稀,神疲体倦,气短懒言,不思饮食,面色淡黄,舌淡,苔薄白,脉缓弱。血常规:血红蛋白110g/L。血 β-HCG(—)。妇科超声:子宫声像图未见明显异常,子宫内有避孕装置。妇科检查如下。外阴:已婚式。阴道:畅。宫颈:血染。子宫附件:未扪及明显异常。

西医诊断:医源性异常子宫出血。

中医诊断:崩漏(气虚证)。

治则:补气生血,固冲止血。

拟方:当归补血汤加减。

黄芪 30g	当归 10g	川芎 10g	白芍 15g
枸杞 15g	党参 15g	白术 10g	茯苓 15g
甘草 6g	苎麻根 15g	地榆炭 15g	海螵蛸 15g
煅牡蛎 30g			

7 剂,水煎服,每天 1 剂,同时给予铁剂口服。1 周后复诊,诉出血已止 3 天,守上方,去苎麻根、地榆炭,28 剂,每天 1 剂。3 个月后随访,月经周期 28 天,3 天干净,经量渐少。

按:患者子宫腔内植入 LNG-IUS,一方面,异物对子宫腔造成一定的刺激作用;另一方面,它释放孕激素,早卵泡期内膜受到大剂量孕激素影响,内膜的增殖和分泌不同步,引起孕激素突破性出血,即医源性子宫出血。患者素体脾气虚,冲任不固,血失统摄,故经血淋漓不断;脾虚,气血化源不足,故经色淡而质稀;中气不足,故神疲体倦,气短懒言;中阳不振,运化失职,则不思饮食。面色淡黄,舌淡,苔薄白,脉缓弱,也为脾虚之象。在排除妊娠和环位异常的情况下,本案重在辨证准确,有形之血不能速生,无形之气应当急固,补气生血,故黄芪用量倍于当归。黄芪大补肺脾之气,以滋生化之源,当归养血合营,共奏补气生血之功,诸药合用,标本兼治,故而血止。

第十四章 其他病因的异常子宫出血

个别 AUB 患者可能与其他罕见的因素有关,如动静脉畸形、剖宫产术后子宫瘢痕缺损、子宫肌层肥大等,也可能存在某些尚未阐明的因素。在临床上无法确定病因属于前文所述的 8 个类型,而最终将其归入一个独特类型,称为其他病因类。

动静脉畸形所致 AUB 的病因有先天性或后天获得性(子宫创伤,如剖宫产术后),多表现为突然出现的大量子宫出血。诊断上首选经阴道多普勒超声检查,子宫血管造影检查可确诊,其他辅助诊断方法有盆腔 CT 及 MRI。治疗上,如有生育要求者出血量不多,可采用 COC 或期待疗法。对于出血严重者,首先维持生命体征平稳,尽早采用选择性子宫动脉栓塞术,但术后易导致严重的宫腔粘连,妊娠率较低。对于无生育要求者,可采用子宫切除术。

剖宫产术后子宫瘢痕缺损又称剖宫产术后子宫切口憩室,是继发于剖宫产术、由各种原因所致的子宫切口愈合缺陷。剖宫产术后子宫瘢痕缺损所致 AUB 的高危因素包括剖宫产子宫切口位置不当、子宫下段形成前行剖宫产术等,常表现为正常月经后的淋漓出血。推荐的诊断方法为经阴道超声检查、MRI 或宫腔镜检查。治疗上,对于无生育要求者使用 COC 治疗,可缩短出血时间,停药后易复发。如药物治疗效果不佳,可考虑宫腔镜下手术治疗,使憩室内的经血流出更为通畅、缩短出血时间。对于有生育要求者,孕前应充分告知有妊娠期子宫破裂风险。

第十五章 中医辨治异常子宫出血

异常子宫出血是妇科常见的症状和体征,其中排卵障碍相关的异常子宫出血在临床上最为常见。排卵障碍性异常子宫出血包括稀发排卵、无排卵及黄体功能不足引起的异常子宫出血。中医古籍中没有"异常子宫出血"这一病名,但根据相应的临床症状可归属于崩漏、月经先期、月经过多、经期延长、经间期出血等范畴,其中稀发排卵性异常子宫出血或无排卵性异常子宫出血的症状为可同时发生月经的周期、经期、经量、频率异常,与崩漏症状相似。而黄体功能不足引起的异常子宫出血,可出现月经周期缩短、经期延长、经量增大以及经间期出血等症状,与月经先期、月经过多、经期延长、经间期出血等描述类似。

一、中医古籍对崩漏的认识

中医对于崩漏的论述可追溯至两千多年前,"崩"作为病名首见于《素问·阴阳别论》:"阴虚阳搏谓之崩",论述了崩的病因病机为阴虚阳搏。但书中并未对崩是何种疾病做进一步解释,后代医家杨上善在《黄帝内经太素》中注解"崩,下血也",表明在此时期,崩指代出血类病证,为后世医家研究该病奠定了基础。"漏下"作为病名首见于《金匮要略·妇人妊娠病脉证并治》:"妇人有漏下者,有半产后因续下血都不绝者,有妊娠下血者。"隋代医家巢元方在《诸病源候论》云:"忽然暴下,谓之崩中""非时而下,淋漓不断,谓之漏下",首次简要概括了崩中、漏下的病名含义。宋代王衮所著《博济方·经气杂证》记载的"二十六味牡丹煎丸"条下见"月经不调……赤白带下,血止崩漏",首次提出崩漏一词,并被沿用至今。有关崩漏的范围,前人多认为凡阴道下血证,其血势如崩似漏的皆属崩漏范围,至明代始有不同看法,如《景岳全书·妇人规》云:"崩漏不止,经乱之甚者也。"从崩漏病名的沿革及范围便能看出历代医家学者对崩漏的认识是一个不断深入、逐渐完善的过程。

各代医家把崩漏的病因归纳为房劳多产、劳逸失常、起居失度、七情损伤、外感六淫邪气等,发病机制纷繁复杂,一般认为与肾、脾、肝三脏功能失常、气血不和、冲任失固有关。《傅青主女科》记载:"经水出之于肾。"《兰氏秘藏·妇人门》云:"脾胃有亏,下陷于肾,与相火相合,湿热下迫,经漏不止。"《严氏济生方·崩漏论治》:"倘若将理失宜,喜怒不节……肝不能藏血于宫,宫不能传血于海,所以崩中漏下。"论述了崩漏的发生与肾、脾、肝三脏关系密切。《血证论》提到:"崩虽是血病,实则因气虚。"宋代太医院编著的《圣济总录》记载:"妇人冲任气虚,经血暴下",阐述了气虚不固易引起崩证。《妇人秘科》记载："妇人崩中之病,皆因中气虚不能收敛其血,加以积热在里,迫血妄行,故令经血暴下而成崩",阐述气虚里热易引起崩证。《素问·六元正纪大论》云:"因大温而病血崩",认为血热妄行为崩证的主要病机。

关于崩漏的治疗,张仲景在《金匮要略》第一次记载了治疗漏下的方剂胶艾汤,养血摄阴以止血。对于血瘀崩漏,张仲景善用桂枝茯苓丸。《丹溪心法·崩漏》:"谓之崩中漏下,治宜大补气血之药,奉养脾胃,微加镇坠心火之药。治其心,补阴泻阳,经自止矣。"提出了崩漏的治法为大补气血。明代方约之在《丹溪心法附余》中论述崩漏的治法:"初用止血,以塞其流;中用清热凉血,以澄其源;末用补血,以复其旧",即在崩漏出血期首先采用止血药止血,防治脱证;待血量控制后转为清热凉血药;最后再使用补血药物固冲调经,防治复发。塞流、澄源、复旧被后世称为治崩三法,应用至今。万密斋提出止血、清热、补虚三步止崩,与治崩三法不谋而合。《景岳全书·妇人规》曰:"暴崩者,其来骤,其治亦易;久崩者,其患深,其治亦难",指出了崩漏的预后。

二、中医古籍对月经先期的认识

月经先期的病名最早出现在宋代《妇人大全良方·调经门》:"故其来必以月,太过不及,皆为不调。过于阳则前期而来",首次明确提出了本病病名,指出了月经先期可由热邪引起,为对后世医家先期多热之病机的观点提供了理论基础。许叔微在其撰写的《普济本事方》一书中提出:"阳气乘阴则血流散溢……故令乍多而在月前",主张月经先期发生的原因多为阳盛,乘阴而行。清代《傅青主女科·调经》记载:"妇人有先期经来者,其经甚多,人以为血热之极也,谁知是肾中水火太旺乎!夫火太旺则血热,水太旺则血多,此有余之病,非不足之症也,似宜不药有喜。"首次提出了火热之邪导致的月经先期从经量的多少来看,责之肾水的盈亏,对后世医家推崇血热论点产生了深远影响。《景岳全书·妇人规》对本病的病因、辨证、论治做了较全面的阐述,提出气虚不摄也是导致月经先期的重要发病机制,指出:"若脉证无火而经早不及期者,乃其心脾气虚,不能固摄而然。"《女科撮要·经候不调》认为脾经的郁滞不行、血燥引发月经先期,也可因为肝经之火冲扰血分。

关于月经先期的治疗,元代朱丹溪认为月经先期主要是血热导致,属血热证,可用四物汤加入黄连一味治疗。清代吴谦对月经先期的辨证以经量、色、质入手,喜用四物汤加减。《傅青主女科》提出"阳盛血热—清经散,阴虚血热—两地汤"的治疗方案,被后世广泛用于临床。《内科摘要》以丹栀逍遥散来清除肝中之热,血海安宁,经水恢复正常周期。《女科撮要》指出归脾汤可治"脾经血燥先期"。《外科枢要》中载,妇人月经先期,表现为头目昏眩,或肢体抽搐不能的症状时,多为肝经风热血燥所致,用加味逍遥散治疗。

三、中医古籍对月经过多的认识

月经过多,亦称经水过多或月水过多。最早在《金匮要略·妇人杂病脉证并治》温经汤方下即有"月水来过多"的记载。刘河间在《素问病机气宜保命集·妇人胎产论》中首先提出"经水过多"的病名,并对本病病机以阳盛实热立论,治法重在清热凉血,辅以养血调经,其曰:"治妇人经水过多,别无余证,四物内加黄芩、白术各一两。"《丹溪心法·妇人》将本病的病机分为血热、痰多、血虚,并列有相应的治疗药物,还有治妇人气弱不足摄血、月经来时多的验案。《女科证治准绳》云:"经水过多,为虚热,为气虚不能摄血",指出月经过多可由虚热、气虚导致。《医宗金鉴·妇科心法要诀》记载:"经水过多,清稀浅红,乃气虚不能摄血也;若稠粘深红,则为热盛有余;或经之前后兼赤白带,而时下臭秽,乃湿热腐化也;若形清腥秽,乃湿瘀寒虚所化也。"提出依据经血的色、质、气、味以及带下的特点,以辨虚实寒热。《傅青主女科·调经》记载:"妇人有经水过多,行后复行,面色萎黄,身体倦怠,而困乏愈甚者……是血虚而不归经,治法宜大补血而引之归经……方用加减四物汤",指出本病是血虚而不归经所致,可加减四物汤治疗。《妇科玉尺·月经》提出"热血凝结"及"离经蓄血"可致经量过多,其特征是经血有块而腹痛,并认为体质不同时经水过多的病机不同。肥人多虚寒,而瘦人多火旺,治法一是温经固涩,一为滋阴清热。

四、中医古籍对经间期出血的认识

经间期出血在中医古籍中并没有专篇的描述,但是古人对本病已经有了初步的认识,认为在月经周期中有适合受孕的时候,即"氤氲之期""的候",在此时期进行交合则容易受孕。王肯堂的《女科证治准绳·胎前门》较早论述了本病证:"天地生物,必有氤氲之时,万物化生,必有乐育之时……此天然之节候,生化之真机也……凡妇人一月经行一度,必有一日氤氲之候,于一时辰间,气蒸而热,昏而闷,有欲交接不可忍之状,此候也。"这里的"的候"即"真机期"。张景岳在《景岳全书·妇人规》中写道:"天地氤氲,万物化醇;男女媾精,万物化生。"这些都是对经间期的初步认识。而关于经间期出血的相关症状在赤白带下、经漏、月经量少以及月经先期等疾病中都有相关的描述。如《傅青主女科》中记载了妇人有"带下色红者,似血非血"的症状。《诸病源候论》中记载的"血非时而下……谓之漏下"也描述了非经期出血的特点。

五、中医古籍对经期延长的认识

经期延长又称月水不断、经事延长。《诸病源候论》中有"月水不断"的记载:"妇人月水不断者,由损伤经血,冲脉、任脉虚损故也……劳伤经脉,冲任之气虚损,故不能制其经血,故令月水不断也",首次在医学著作中出现"月水不断"的病名,并指出其病是劳伤经脉,冲任之气虚损,不能制约经血所致的。《校注妇人良方·调经门》认为:"妇人月水不断,淋漓腹痛,或因劳损气血而伤冲任,或因经行而合阴阳,以致外邪客于胞内,滞于血海故也。"指出本病有虚、实之异,治法上主张"调养元气而病邪自愈,若攻其邪则元气反伤矣。"《叶氏女科证治·调经》记载:"经来十日半月不止乃血热妄行也,当审其妇曾吃椒姜热物过度。"指出辛辣刺激性食物易导致经期延长,提出用清热补肾、养血调经之金狗汤治疗。《妇科玉尺》:"经来十数日不止者,血热也……经水来而不止者,气虚不能摄血也……经水过多不止,平日肥壮,不发热者,体虚寒也……"指出气虚不能摄血,用补气固经丸;血热,用止血药加山栀子、柴胡清热止血。《济阴纲目》中提到治疗阴虚血热所致的经期延长,宜采用滋阴清热的治疗原则,方选《丹溪心法》中的固经丸治疗。《太平圣惠方》:"治妇人月水不断,口干心烦,四肢羸瘦,吃食少味,渐加乏弱,续断方",提出治疗阴虚内热型的经期延长,应当滋阴与固涩并举,双管齐下,以达到治疗目的。《沈氏女科辑要笺正·淋漓不断》提出本病的转归"须知淋漓之延久,即是崩漏之先机。"

第一节　崩　　漏

一、概述

崩漏是指经血非时暴下不止或淋漓不尽,前者称为崩中,后者称为漏下,由于崩与漏二者常相互转化,故概称为崩漏,是月经周期、经期、经量严重紊乱的月经病。

二、病因病机

崩漏的病因较为复杂,但可概括为热、虚、瘀三个方面。其主要发病机制是劳伤血气脏腑损伤,血海蓄溢失常,冲任二脉不能制约经血,以致经血非时而下。

1.血热

素体阳盛,肝火易动;素性抑郁,郁久化火;感受热邪,或过服辛温香燥助阳之品,热伏冲任,扰动血海,迫血妄行而成崩漏。素体阴虚,或久病失血伤阴,阴虚内热,虚火内炽,扰动血海,加之阴虚失守,冲任失约,故经血非时妄行。血崩失血则阴愈亏,冲任更伤,以致崩漏反复难愈。

2.肾虚

禀赋不足,天癸初至,肾气稚弱,冲任未盛;育龄期因房劳多产伤肾,损伤冲任胞脉;绝经期天癸渐竭,肾气渐虚,封藏失司,冲任不固,不能调摄和制约经血,因而发生崩漏。若肾阴亏损,则阴虚失守,虚火内生,扰动冲脉血海,迫血妄行而成崩漏。

3. 脾虚

忧思过度，或饮食劳倦损伤脾气，脾气亏虚，统摄无权，冲任失固，不能制约经血而成崩漏。

4. 血瘀

情志所伤，肝气郁结，气滞血瘀；经期、产后余血未尽，又感受寒、热邪气，寒凝血脉，或热灼津血而致血瘀，瘀阻冲任，旧血不去，新血难安，发为崩漏。也有因元气虚弱，无力行血，血运迟缓，因虚而瘀或久漏成瘀者。

崩漏为经乱之甚，其发病常非单一原因所致。如肝郁化火之实热，既有火热扰血，迫血妄行的病机。又有肝失疏泄，血海蓄溢失常的病机。如肝气乘脾，或肝肾亏虚，可有脾失统摄、肾失封藏而致冲任不固的病机夹杂其中。又如阴虚阳搏，病起于肾，而肾阴亏虚不能济心涵木，以致心火亢盛，肝肾之相火夹心之势亦从而相扇，而成为心、脾、肝、肾同病的崩漏。

三、诊断要点

1. 病史

(1)多有月经先期、月经先后无定期、经期延长、月经多等病史。

(2)年龄、孕产史、目前采取的避孕措施、激素类药物的使用史。

(3)肝病、血液病、高血压、甲状腺疾病、肾上腺疾病、脑垂体疾病等病史。

2. 症状

月经来潮无周期规律而妄行，出血量多如山崩之状，或量少淋漓不止。出血情况可有多种表现形式，如停经数月而后骤然暴下，继而淋漓不断；或淋漓量少，累月不止，突然又暴下，量多如注；或出血时断时续，血量时多时少。常常继发贫血，甚至发生失血性休克。

3. 检查

(1)妇科检查：出血来自子宫腔。检查生殖器官有无器质性病变、有无妊娠因素等。

(2)辅助检查。①B超检查：了解子宫大小及内膜厚度，排除妊娠、生殖器肿瘤或赘生物等。②血液检查：如血常规、凝血功能检查等，以了解贫血程度并排除血液病。③卵巢功能及激素测定：基础体温呈单相型，血清雌激素、孕激素及垂体激素测定等。有性生活史者，应做妊娠试验。④诊断性刮宫：可止血并明确诊断。对育龄期和绝经过渡期患者可在出血前数天或出血6小时之内诊刮；对大出血或淋漓不净或不规则出血者，可随时诊刮取子宫内膜进行病理检查，以明确有无排卵及排除子宫内膜恶性病变。

四、辨证论治

崩漏辨证首先要根据出血的量、色、质辨明血证的属性,分清寒、热、虚、实。一般经血非时崩下,量多势急,继而淋漓不止,色淡,质稀,多属虚;经血非时暴下,血色鲜红或深红,质地黏稠,多属实热;淋漓漏下,血色紫红,质稠,多属虚热;经来无期,时来时止,时多时少,或久漏不止,色暗,夹血块,多属瘀滞。出血急骤,多属气虚或血热;淋漓不断,多属虚热或血瘀。

一般而言,崩漏虚证多而实证少,热证多而寒证少。即便是热,亦是虚热为多,但发病初期可为实热,失血伤阴即转为虚热。

临床上治疗崩漏,应根据病情缓急和出血时间的不同,本着"急则治其标,缓则治其本"的原则,灵活掌握塞流、澄源、复旧三法。

1.血热证

(1)实热证。

主要证候:经血非时暴下,或淋漓不净又时而增多,血色深红或鲜红,质稠,或有血块,唇红目赤,烦热口渴,或大便干结,小便黄。舌红,苔黄,脉滑数。

治法:清热凉血,止血调经。

方药:清热固经汤。

清热固经汤:黄芩、栀子、生地黄、地骨皮、地榆、阿胶、藕节、棕榈炭、龟甲、生牡蛎、甘草。

因外感热邪或过服辛燥助阳之品酿成实热崩漏,症见暴崩、发热、口渴、苔黄、脉洪大有力者,加贯众炭、蒲公英、马齿苋,清热解毒,凉血止血;实热耗气伤阴,出现气阴两虚证者,合生脉散加沙参,益气养阴;如实热已除,血减少而未止者,当根据证候变化塞流,佐以澄源,随证遣方中酌加仙鹤草以涩血止血,茜草、益母草以化瘀止血。

(2)虚热证。

主要证候:经血非时暴下,量少淋漓,血色鲜红而质稠,心烦潮热,小便黄少,或大便干燥。舌质红,苔薄黄,脉细数。

治法:养阴清热,止血调经。

方药:上下相资汤。

上下相资汤:人参、沙参、玄参、麦冬、玉竹、五味子、熟地黄、山茱萸、车前子、牛膝。

暴崩下血者,加仙鹤草、海螵蛸,涩血止血;淋漓不断者,加茜草、三七,化瘀止血;心烦少寐者,加炒酸枣仁、柏子仁,养心安神;烘热汗出,眩晕耳鸣者,加龟甲、龙骨,育阴潜阳;血久不止,面色苍白,心悸气短,血色淡而质清者,加黄芪、枸杞子、当归,益气养血。

2.肾虚证

(1)肾阴虚证。

主要证候:月经紊乱无期,出血淋漓不净或量多,色鲜红,质稠,头晕耳鸣,腰膝酸软,或心烦。舌质偏红,苔少,脉细数。

治法:滋肾益阴,止血调经。

方药:左归丸去牛膝合二至丸。

左归丸:熟地黄、山药、枸杞子、山茱萸、川牛膝、菟丝子、鹿角胶、龟甲胶。

左归丸主治真阴肾水不足证。如胁胀痛者,加柴胡、香附、白芍,疏肝解郁柔肝;咽干、眩晕者,加玄参、牡蛎、夏枯草,养阴平肝清热;心烦、寐差者,加五味子、柏子仁、夜交藤,养心安神;阴虚生热而热象明显者,参照崩漏虚热证治疗。

(2)肾阳虚证。

主要证候:月经紊乱无期,出血量多或淋漓不净,色淡质清,畏寒肢冷,面色晦暗,腰腿酸软,小便清长。舌质淡,苔薄白,脉沉细。

治法:温肾固冲,止血调经。

方药:右归丸去肉桂,加补骨脂、淫羊藿。

右归丸:附子、肉桂、熟地黄、山药、枸杞子、山茱萸、菟丝子、鹿角胶、当归、杜仲。

右归丸主治肾阳不足,命门火衰证。若腰腿酸软,周身无力,加续断,益肾强腰;久崩不止,出血色淡,量多,宜加党参、黑荆芥、生炙黄芪等,益气固经。

3.脾虚证

主要证候:经血非时而至,崩中暴下继而淋漓不净,血色淡而质薄,气短神疲,面色㿠白,或面浮肢肿,四肢不温。舌质淡,苔薄白,脉弱或沉细。

治法:补气升阳,止血调经。

方药:举元煎合安冲汤加炮姜炭。

举元煎:人参、黄芪、白术、升麻、炙甘草。

安冲汤:黄芪、白术、生地黄、白芍、续断、海螵蛸、茜草、龙骨、牡蛎。

举元煎主治气虚下陷、血崩血脱、亡阳垂危等证。安冲汤主治妇女经水行时多而且久、过期不止或不时漏下。

久崩不止,症见头昏、乏力、心悸失眠者,酌加何首乌、桑寄生、五味子,养心安神;脘腹胀闷者,加黑荆芥、煨木香、枳壳,宽中行气;崩中量多者,加侧柏叶、仙鹤草、血余炭,敛阴涩血止血。

4.血瘀证

主要证候:经血非时而下,时下时止,或淋漓不净,色紫黑有块,或小腹不适。舌质紫暗,苔薄白,脉涩或细弦。

治法:活血化瘀,止血调经。

方药:四草汤加三七、蒲黄。

四草汤:鹿衔草、马鞭草、茜草炭、益母草。

四草汤主治血热夹瘀崩漏。方中鹿衔草、马鞭草清热利湿,化瘀止血,为君药;益母草活血调经,祛瘀生新,合三七、蒲黄、茜草炭则活血化瘀、固冲止血之力增。诸药配伍,共奏活血化瘀、止血调经之功。

若崩漏患者月经久闭不行,B超提示子宫内膜较厚,加花蕊石、马齿苋,活血化瘀通经;少腹冷痛,经色暗黑夹块,为寒凝血瘀,加艾叶炭、炮姜炭,温经涩血止血;血多者,加海螵蛸、仙鹤草、血余炭,收涩止血;口干苦、血色红而量多,苔薄黄者,为瘀久化热,加炒地榆、贯众炭、侧柏叶,凉血止血;气血虚兼有瘀滞者,改用八珍汤加益母草、鸡血藤、香附,调补气血,化瘀生新。

五、医案精选

病案一

王某,女,18岁,未婚。

2020年8月5日初诊。主诉:月经不调5年,阴道不规则出血25天。初潮13岁,初潮后月经不正常,周期15～35天,经期7～15天,经量时多时少,色淡红或鲜红,质清稀,无血块,无痛经。曾于外院服中药汤剂治疗,病情时好时坏。25天前患者无明显诱因开始阴道流血,时而量多如注,时而量少淋漓不尽,色鲜红,无血块,伴小腹隐痛,腰酸痛,持续至今未净,曾自行服用海墨止血胶囊2盒,服后阴道流血量减少,但至今未净,现至门诊就诊。现症:阴道流血,护垫量,色鲜红,无血块,伴小腹隐痛,腰酸痛,疲劳乏力,食欲一般,睡眠欠佳,二便正常。否认性生活史。

查体:舌质淡白,边有齿痕,苔薄白,脉沉细无力,略数。形体一般,神态正常,面色苍白。

血常规:血红蛋白87g/L。凝血常规:正常。P 0.07ng/mL(0.05～0.193ng/mL)、E_2 53pg/mL(30.9～90.4pg/mL)。超声检查:子宫前位,大小为5.5cm×4.0cm×3.7cm,子宫内膜厚为0.8cm,左侧卵巢大小为2.8cm×2.6cm,右侧卵巢大小为3.1cm×2.8cm。

中医诊断:崩漏(脾肾气虚证)。

西医诊断:排卵障碍性异常子宫出血;中度贫血。

辨证:患者脾肾气虚,脾虚气不收摄,肾虚封藏失职,冲任不固,经血失于制约而发为崩漏。

治法:补气摄血,固冲止崩。

处理。①方药:党参15g,白术15g,黄芪20g,山药15g,生地黄10g,白芍10g,

柴胡 10g,升麻 10g,阿胶 10g(烊化),龟版胶 15g(烊化),艾炭 15g,鹿角胶 15g(烊化),海螵蛸 10g,补骨脂 10g,茜草 15g,五味子 10g。7 剂,水煎服。②琥珀酸亚铁 2 片,每天 2 次,口服。

2022 年 8 月 12 日二诊。患者服药后虽阴道流血量明显减少,但仍未止,色淡褐,无腹痛,仍腰酸痛,疲乏无力较前减轻,食欲好转,睡眠欠安。舌质淡白,边有齿痕,苔薄白,脉沉细无力。

处理。①方药:党参 15g,白术 15g,黄芪 20g,山药 15g,生地黄 10g,白芍 10g,柴胡 10g,升麻 10g,阿胶 10g(烊化),龟版胶 15g(烊化),艾炭 15g,鹿角胶 15g(烊化),海螵蛸 10g,补骨脂 10g,茜草 15g,五味子 10g,女贞子 12g,墨旱莲 15g,杜仲 15g,续断 15g。7 剂,水煎服。②琥珀酸亚铁 2 片,每天 2 次,口服。

2022 年 8 月 19 日三诊。患者服药后阴道流血止,腰酸好转,疲劳乏力减轻,饮食正常,睡眠欠安,二便正常。舌质淡红,边有齿痕,苔薄白,脉沉细。复查血常规:血红蛋白 97g/L。

处理。①方药:党参 15g,白术 15g,黄芪 20g,龙眼肉 15g,杜仲 15g,续断 15g,当归 10g,白芍 15g,茯苓 20g,远志 10g,菟丝子 15g,枸杞 25g,阿胶 10g(烊化),甘草 10g。7 剂,水煎服。②琥珀酸亚铁 2 片,每天 2 次,口服。

2022 年 8 月 26 日四诊。患者现无阴道流血,腰酸好转,轻微乏力,饮食正常,睡眠尚可,二便正常。舌质淡红,边有齿痕,苔薄白,脉沉细。处理:继续 8 月 19 日方治疗。

2022 年 9 月 1 日五诊。患者月经于 8 月 30 日来潮,量中等,偶有腰酸、乏力,饮食正常,睡眠尚可,大小便正常。舌质淡红,边有齿痕,苔薄白,脉沉细。复查血常规:血红蛋白 112g/L。

处理。①方药:党参 15g,白术 15g,茯苓 15g,山药 20g,黄芪 20g,乌贼骨 40g,茜草 10g,补骨脂 15g,升麻 10g,陈皮 15g,杜仲炭 15g,艾炭 10g,炙甘草 10g。②琥珀酸亚铁 2 片,每天 2 次,口服。

按:该患者系青年学生,素体脾肾亏虚,饮食不节,损伤脾气,脾虚血失统摄,冲任不固,不能制约经血,故时而量多如注,时而量少淋漓不尽;血虚不能濡养周身而疲乏无力、纳差;舌质淡白、边有齿痕、苔薄白、脉沉细无力略数均为脾肾气虚之征。由于患者为出血期,且血量多而致贫血,因此用阿胶、龟版胶、鹿角胶血肉有情之品,大补精血,且阿胶补冲脉之虚,龟版胶补任脉之损,鹿角胶补督脉之弱。黄芪、党参大补元气,升阳固本;白术、山药健脾益气养血;生地黄、白芍滋阴养血,于补阴之中行止崩之法;柴胡、升麻升阳举陷;艾炭、海螵蛸、补骨脂、茜草、五味子收敛固涩止血。全方共奏健脾补气摄血、固冲止崩之效。

二诊时患者阴道流血量明显减少,但未止,色淡褐,仍腰酸痛,疲乏乏力较前减轻。止崩之药不可独用,必须于补阴之中行止崩之法,主证未变,续用前方,故加用女贞子滋肾养肝,配墨旱莲养阴益精,加杜仲、续断补肾强筋骨。

三诊时患者阴道流血已止,故改用归脾汤加减治疗,健脾养血,以固本善后,调整月经周期。

四诊时患者诸症减轻,继续归脾汤巩固治疗。

五诊时患者正值行经期,健脾益气,固冲止崩治疗。

随访:患者经连续治疗3个月经周期后,无阴道异常流血,周期维持在30～40天,经量中等,经期6～7天。轻微乏力,饮食正常,睡眠尚可,二便正常。复查血常规,正常。

病案二

张某,女,45岁,已婚。

2022年8月15日初诊。主诉为阴道不规则出血2个月余。患者初潮13岁,既往月经规则,周期28～32天,经期7天,量、色正常。末次月经:2022年6月2日。7天干净,量中等,色暗红,无痛经。经净后5天无明显诱因出现阴道流血,初始量少,后转量多,色黯红,有血块,无痛经,持续至今未净,伴腰部酸痛。1个月前在外院行诊断性刮宫,病理检查提示:子宫内膜呈不规则增生,未予治疗。现阴道仍有出血,量多,色暗红,有血块,伴腰部酸痛,伴头晕乏力,稍微活动则血量明显增多,饮食正常,睡眠尚可,二便正常。孕3产1流2,工具避孕,否认糖尿病、心脏病及甲亢等病史。

查体:舌质黯,略红,苔少而薄,脉弦细无力。形体适中,神态正常。眼睑结膜及甲床血色淡。

妇科检查。外阴:已婚已产型。阴道:通畅。宫颈:光滑,少量血性分泌物自颈管流出。子宫、附件无异常。

血常规:血红蛋白86g/L。凝血常规:正常。血HCG:阴性。超声检查:子宫前位,大小为6.6cm×4.8cm×4.4cm,子宫内膜厚为0.86cm,左侧卵巢大小为3.2cm×2.7cm,右侧卵巢大小为3.5cm×2.8cm,子宫直肠陷窝可见少量液性暗区。

中医诊断:崩漏(气虚血瘀证)。

西医诊断:排卵障碍性异常子宫出血;中度贫血。

辨证:患者脾虚,加之七七之年,肾气虚衰,不能温煦脾土,脾气愈虚,气不摄血;气虚无力运血,血行迟滞,瘀血内停,血不归经。

治法:益气化瘀止血,固冲调经。

处理。①方药:党参15g,白术15g,山药20g,黄芪30g,海螵蛸15g,茜草10g,补骨脂15g,升麻15g,柴胡10g,益母草15g,艾炭10g,甘草10g。7剂,水煎服。②琥珀酸亚铁2片,每天2次,口服。③阿奇霉素片,自备,常规口服,预防感染。

2022 年 8 月 22 日二诊。患者诉服药后阴道流血已净 2 天,仍觉腰酸不适,气短乏力,饮食正常,睡眠尚可,二便正常。舌质暗红,苔薄,脉弦细。复查血常规:血红蛋白 90g/L。

处理:血止症变,根据月经的不同阶段,拟用健脾补肾、养血调经之法进行调理。①方药:女贞子 12g,墨旱莲 15g,党参 15g,白术 15g,山药 15g,黄芪 15g,山茱萸 15,熟地黄 15g,当归 15g,黄芩 6g,白芍 15g,薏苡仁 15g,鸡血藤 20g,甘草 10g。7 剂,水煎服。②琥珀酸亚铁 2 片,每天 2 次,口服。

按:该患者素本脾虚,又正值七七更年,肾气渐虚,又兼胎产房劳伤于肾,更伤于脾,导致脾肾虚衰,脾虚气不摄血,肾虚封藏失司,冲任不固,不能制约经血,从而发为崩漏。长期失血,气随血泄,导致气亦虚衰,则见疲乏无力。气虚无力行血,可致血不归经。

患者崩漏出血期,用药以补气摄血汤为主方,配合活血化瘀之品。党参、白术、山药、黄芪,补气健脾;升麻、柴胡益气升提;海螵蛸、茜草增强收敛固崩止血之功;补骨脂入脾肾经,能补脾肾,兼具收涩之效;益母草活血通经,祛瘀生新,合地榆之凉血止血、艾炭之温经止血,三药同用既可祛血寒而凝滞不通,又无热迫血行之虑。

二诊时患者阴道流血已干净,止血后的调理是崩漏治疗的关键,正所谓"阴虚阳搏谓之崩",经后期为阴长渐至重阴的过程,以六味地黄丸合二至丸为主方加减,以滋补肝肾之阴。此时期正是胞宫血海由虚渐复的阶段,因此去除六味地黄丸中的渗利之品;白芍滋阴养血;少佐黄芩清热止血,以防参术芪等滋补药滋腻化火。

更年期崩漏的治疗,健脾比补肾更重要,肾虚是生理过程,调补不能完全阻止肾之虚衰,故在补肾的同时要健脾,补后天以养先天,使脾健肾和,达到顺利度过绝经期的目的。

第二节　月经先期

一、概述

月经先期是指月经周期提前 7 天以上,甚则 1 个月 2 行,连续出现 2 个周期以上者,也称经期超前、经行先期、经早等。若月经提前不超过 1 周,且无其余特殊不适,或偶然超前 1 次者,均不作月经先期病论。月经先期属于周期异常为主的月经病,常与月经过多并见,严重者可发展为崩漏,应及时进行治疗。本病相当于西医学的月经频发。

二、病因病机

在西医学中,本病可由多种因素造成:无排卵性异常子宫出血,好发于青春期和围绝经期,青春期是由于下丘脑—垂体—卵巢性腺轴反馈调节机制未成熟,围绝经期是由于卵巢功能衰退;黄体功能不足、黄体发育不全导致孕激素分泌减少或黄体过早衰退;卵巢储备功能不良、卵泡发育迅速、卵泡期缩短等。在中医学中,本病的发生机制主要是气虚或血热而致冲任不固,经血失于制约,月经先期而至。气虚又有脾气虚、肾气虚之分,血热又有实热、虚热之别。此外,尚有少数因瘀血阻滞而致冲任不固,月经先期者。

1.脾气虚

体质虚弱,或饮食不节,或劳累过度,或思虑过多等损伤脾气,致中气不足,不能摄血归源,冲任不固,月经先期来潮。脾为心之子,脾气既虚,则赖心气以自救,久则心气亦伤,致使心脾气虚,统摄无权,月经提前。

2.肾气虚

青年肾气未充,或绝经前肾气渐衰,或久病伤肾,或房劳多产,致肾气亏损,冲任失于制约,月经提前而至。

3.阳盛血热

素体阳盛,或外感热邪,或过食辛辣之品,热邪伏于冲任、胞宫,扰动血海,迫血先期而下,以致月经提前。《傅青主女科·调经》有云:"先期而来多者,火热而水有余也。"

4.阴虚血热

素体阴虚,或久病伤阴,或失血过多,或房劳多产耗伤精血,致阴虚内热,扰乱冲任,血海不宁,月经提前而行。《傅青主女科·调经》有云:"先期而来少者,火热而水不足也。"

5.肝郁血热

素性抑郁,或情志内伤,肝气不疏,郁久化火,热伤冲任,下扰血海,迫血下行,致经血先期而潮。

6.瘀血阻滞

经期、产后余血未净,邪与余血相结,或气机阻滞日久,致瘀血内停,阻滞冲任,新血不安而妄行,月经先期而至。

三、诊断要点

1.病史

有血热病史或有情志内伤、盆腔炎等病史。

2.临床表现

月经周期提前 7 天以上,不足 21 天,且连续出现 2 个或 2 个以上月经周期,月经量正常或偏多。

3.检查

(1)妇科检查:盆腔无明显器质性病变者,多属黄体功能不足之排卵性月经失调;有盆腔炎症体征者,应属盆腔炎引起的月经先期。

(2)辅助检查:因黄体功能不足而月经先期者,基础体温呈双相型,但高温相小于 11 天,或排卵后体温上升缓慢,上升幅度<0.3℃。月经来潮 12 小时内诊断性刮宫,子宫内膜呈分泌反应不良。

四、辨证论治

1.气虚证

(1)脾气虚证。

主要证候:月经周期提前,经量或多或少,色淡质稀。神疲乏力,气短懒言,小腹空坠,食少便溏。舌质淡,苔薄白,脉细弱。

证候分析:脾气虚弱,中气不足,不能摄血归源,冲任不固,月经先期来潮;气虚火衰,血失温煦,则经色淡,质清稀;脾虚中气不足,则神疲乏力,气短懒言,小腹空坠;脾主运化,脾虚运化失职则食少便溏;舌质淡,苔薄白,脉细弱均为脾虚之征。

治法:补脾益气,摄血调经。

方药:补中益气汤。

补中益气汤:人参 15g、黄芪 12g、甘草 9g、当归 9g、陈皮 6g、升麻 6g、柴胡 9g、白术 12g。

方解:方中人参、黄芪补益脾气,为君药;白术、甘草健脾补中,为臣药;当归养血和营,陈皮理气健脾,为佐药;升麻、柴胡升举阳气,为使药。全方使气虚得补,气陷得升,从而摄血归经,调和月经。若经血量多,经期去当归,酌加煅龙骨、煅牡蛎、棕榈炭收敛固涩以止血。若心脾两虚,症见月经提前,心悸怔忡,失眠多梦,舌质淡,苔薄白,脉细弱,治以补益心脾,固冲调经,方选归脾汤。

(2)肾气虚证。

主要证候:月经周期提前,经量或多或少,色淡质稀。腰膝酸软,头晕耳鸣,小便频数,带下淋漓,面色晦暗或有黯斑。舌淡黯,苔白润,脉沉细。

证候分析:肾气不足,封藏失司,冲任失于制约,则月经提前而至;肾虚精血不足,则经量少;肾阳不足,血失温煦,则经色淡质稀;肾主骨,腰为肾之府,肾虚则腰膝酸软;肾虚封藏失司,则小便频数,带下淋漓;舌淡黯,苔白润,脉沉细均为肾虚之征。

治法:补益肾气,固冲调经。

方药:固阴煎。

固阴煎:菟丝子 12g、熟地黄 9g、山茱萸 9g、山药 12g、人参 12g、炙甘草 9g、五味子 6g、远志 6g。

方解:方中菟丝子、熟地黄、山茱萸补肾益精;山药、人参、炙甘草健脾益气,补后天脾胃以养先天肾气;五味子、远志收敛固涩、补肾宁心。全方共奏补肾益精、固冲调经之功。

2.血热证

(1)阳盛血热证。

主要证候:月经周期提前,量多,经色鲜红或紫红,质黏稠。身热面赤,或口干,心烦,小便短黄,大便干结。舌质红,苔黄,脉数或滑数。

证候分析:阳盛则热邪伏于冲任,冲任不固,经血妄行,则月经提前来潮,经量多;血为热灼则经色鲜红或紫红,质黏稠;热甚伤津则口干,小便短黄,大便干结;热扰心神则心烦;舌质红,苔黄,脉数或滑数均为热盛于里之象。

治法:清热凉血调经。

方药:清经散。

清经散:丹皮 9g、地骨皮 9g、白芍 9g、熟地黄 12g、青蒿 9g、黄檗 6g、茯苓 12g。

方解:方中丹皮、地骨皮、青蒿、黄檗清热泻火凉血;熟地黄补益精血;白芍养血敛阴;茯苓健脾利水。全方清血热而滋肾水,使热去而阴不伤,血安则行经如期。

(2)阴虚血热证。

主要证候:月经周期提前,量少或正常(亦有量多者),色红质稠。或伴潮热盗汗,咽干口燥,心烦不寐。舌质红,苔少,脉细数。

证候分析:阴虚生内热,热扰冲任,冲任不固,迫血妄行,故月经提前;血为热灼则经色红质稠;虚热上浮则潮热盗汗,咽干口燥;热扰心神则心烦不寐;舌质红,苔少,脉细数均为阴虚血热之征。

治法:养阴清热调经。

方药:两地汤。

两地汤:生地黄 12g、地骨皮 9g、玄参 12g、麦冬 9g、阿胶 9g、白芍 12g。

方解:方中生地黄、玄参滋阴清热,壮水以制火;地骨皮凉血除蒸,清虚热;麦冬、白芍养阴生津养血;阿胶补血滋阴。全方滋阴壮水以制火,阴平阳秘则经自调。

(3)肝郁血热证。

主要证候:月经周期提前,量时多时少,经色深红或紫红,质黏稠,排出不畅,或有血块,经前期乳房、胸胁、少腹胀痛,心烦易怒,口苦咽干,舌红,苔薄黄,脉弦数。

证候分析:肝气不疏,肝郁化热,热扰冲任,迫血下行,则月经提前而至;肝之疏泄失调,血海失司,故月经量时多时少;肝郁化热,血为热灼则经色深红或紫红,质黏稠;气滞血瘀,故排出不畅,有血块;肝气郁滞,则经前期乳房、胸胁、少腹胀痛;心烦易怒,口苦咽干,舌红,苔薄黄,脉弦数均为肝郁血热之象。

治法:疏肝清热,凉血调经。

方药：丹栀逍遥散，去煨姜。

丹栀逍遥散：丹皮 9g、炒栀子 6g、当归 12g、白芍 9g、柴胡 6g、白术 12g、茯苓 12g、煨姜 6g、薄荷 6g、炙甘草 6g。

方解：方中丹皮、栀子清热凉血；当归、白芍养血活血、敛阴柔肝；柴胡、薄荷疏肝解郁、调畅肝气；白术、茯苓、炙甘草健脾益气。其中煨姜辛热，血热证不宜使用，故去而不用。全方疏肝行气、凉血清热，使肝气畅达，肝热得清，血海安宁则经水如期。

3.血瘀证

主要证候：月经周期提前，经量少，经色暗，伴有血块，小腹疼痛拒按，血块排出后疼痛减轻。舌质暗红，或有瘀斑、瘀点，脉涩或弦涩。

证候分析：瘀血内停，阻滞冲任，新血不安而妄行，故月经先期而至；气滞血瘀，经行不畅，则经量少，经色暗，有血块；气滞血虚，不通则痛，故小腹疼痛拒按，血块排出后疼痛减轻；舌质暗红，或有瘀斑、瘀点，脉涩或弦涩均为血瘀之征。

治法：活血化瘀，调经固冲。

方药：桃红四物汤。

桃红四物汤：当归 15g、熟地黄 15g、白芍 10g、川芎 10g、桃仁 9g、红花 10g。

方解：方中当归、熟地黄补血养阴填精，活血止痛调经；白芍养血敛阴、柔肝缓急；川芎行血中之气，使全方补而不滞；桃仁、红花活血祛瘀。全方行气活血，通调冲任，使血瘀行、新血安、冲任固则经自调。

五、医案精选

患者，女，32 岁，2015 年 7 月 17 日初诊。主诉：月经先期 1 年，再次阴道出血 3 天。1 年前因工作调动压力大，经常熬夜工作，每次月经来潮前阴道有少许出血，持续 3～7 天后干净。外院诊断为异常子宫出血，予地屈孕酮口服治疗后症状缓解，停药后再发。既往月经规律，14 岁初潮，周期 28～30 天，约持续 5 天，量中，色红，质中，无痛经及经前乳胀，稍感腰酸。否认重大手术史及疾病史。生育史：2—0—1—2，顺产 2 次，人工流产 1 次。末次月经为 2015 年 6 月 23 日，5 天净，同平素。现月经第 25 天，3 天前开始阴道少许出血，色鲜红，质黏稠，无腹痛，自觉乳房胀满及腰酸。近 4 个月出现五心烦热、易怒、盗汗、难以入睡或多梦等，纳食尚可，偶感口干但不多饮，小便黄，量可，大便干结，2 天 1 次。舌红，苔少，色黄，脉弦细数。妇科检查提示宫腔来源出血。盆腔 B 超正常。尿妊娠试验阴性。

西医诊断：异常子宫出血。

中医诊断：月经先期（阴虚血热兼肝旺）。

治法：滋肾清热，固冲止血，佐以清肝。方予保阴煎加味。

处方：熟地黄 10g，生地黄 10g，黄檗 10g，山药 10g，黄芩 10g，白芍 10g，续断

10g,制龟版(先煎)10g,钩藤(后下)15g,泽泻6g,炙甘草6g。7剂,每天1剂,水煎服,分早晚温服。嘱调整情绪和工作状态,月经来潮前后1周内忌过多剧烈运动,尽量在每晚22:30前入睡,月经净后复诊。

2015年7月28日二诊:末次月经为2015年7月22日,5天净。诉服药后出血虽未止,但五心烦热、情绪均较前改善。现月经第7天,带下较前稍多,腰酸明显,盗汗仍作,多梦,纳可,小便调,大便少。舌质红,苔薄黄,脉细缓。予保阴煎合二至丸加味。处方:熟地黄10g,生地黄10g,黄檗10g,山药10g,黄芩10g,白芍10g,续断10g,制龟版(先煎)10g,炙甘草6g,女贞子10g,墨旱莲10g,山萸肉10g,炙鳖甲(先煎)20g,浮小麦30g,地骨皮15g。7剂,煎服法同前。

2015年8月5日三诊:月经第15天,诉见拉丝样带下,腰酸及盗汗未作,五心烦热偶作,下腹稍感胀满。舌红略黯,苔薄黄,脉细滑。予保阴煎原方加味。处方:熟地黄10g,生地黄10g,黄檗10g,山药10g,黄芩10g,白芍10g,续断10g,炙甘草6g,当归10g,鹿角片(先煎)10g,赤芍10g,焦山楂10g,佛手10g。7剂,煎服法同前。

2015年8月13日四诊:月经第23天,诉稍感五心烦热、入睡困难。舌尖红,苔薄色黄,脉弦略细。予首诊方去龟版,加酸枣仁30g,夜交藤20g,马鞭草30g,鹿衔草10g,茜草15g,益母草15g。7剂,煎服法同前。

2015年8月22日五诊:末次月经为2022年8月21日,现行经中,此周期经前无阴道出血,量中,经血色黯,有血块,舌淡红,舌下脉络紫黯,苔薄,脉弦涩。予保阴煎合失笑散加减。处方:熟地黄10g,生地黄10g,黄檗10g,山药10g,黄芩10g,白芍10g,续断10g,炙甘草6g,蒲黄10g,五灵脂10g,牛膝10g,赤芍10g。7剂,煎服法同前。

症状消失后继服五诊方2个月经周期以巩固疗效,并嘱其出血期间、经前经后1周左右避免剧烈运动,经期及经净初期忌房事,尽量每晚22:30入睡。后随访3个周期,月经先期未再复发。

第三节　月经先后无定期

一、概述

月经不按正常周期来潮,时或提前,时或延后7天以上,连续3个周期者,称为月经先后无定期,又称经水先后无定期、月经愆期、经乱等(此症亦先排除妊娠早期)。本病以月经周期紊乱为特征,可连续两三个周期提前又出现一次延后,或两三个周期错后又见一次提前,或提前延后错杂更迭不定。如仅提前或错后3～5天,不为月经先后无定期。

月经先后无定期若伴有经量增多及经期延长,常可发展为崩漏。西医学功能失调性子宫异常出血出现月经先后无定期征象者可按本病论治。青春期初潮后1年内及更年期月经先后无定期者,如无其他证候,可不予治疗。

本病首见于唐代《备急千金要方·经不调》,云:"妇人月经一月再来或隔月不来。"明代万全《万氏妇人科·调经章》提出:"经行或前或后",认为多因气血虚亏引起,并指出"月水或前或后……悉从虚治,加减八物汤主之"。亦有认为肾虚经乱者,张景岳《景岳全书·妇人规·经脉类》说:"凡欲念不遂,沉思积郁,心脾气结,致伤冲任之源而肾气日消,轻则或早或迟,重则渐成枯闭""其病皆在肾经",将本病称为"经乱",分为"血虚经乱"和"肾虚经乱",较详细地论述了月经先后无定期的病因病机、治法、方药、预后和调养,为后世医家所推崇。《傅青主女科》曰:"妇人有经来断续,或前或后无定期,人以为气血之虚也,谁知是肝气之郁结乎!"提出"肝郁之郁即开肾之郁",定经汤主之。诸家之说为后世研究提供了重要的参考依据。

二、病因病机

本病的病因多为肝郁、肾虚和脾虚,肝失疏泄或肾失封藏,冲任失调,以致血海蓄溢无常、胞宫藏泄无度,治疗原则以疏肝理气、补肾调经为主。胞宫藏泄有度、冲任调和则月经按时来潮。

1.肝郁

肝藏血,司血海,主疏泄。肝气条达,血海按时满盈,则月经周期正常。肝疏泄太过,则月经先期而至;疏泄不及,则月经后期而来。若情志抑郁或饱怒伤肝,则肝气逆乱,疏泄失司,冲任失调,血海蓄溢失常,遂致月经先后无定期。

2.肾虚

肾为先天之本,主封藏,又主施泄。若素体肾气不足或多产房劳,大病久病伤肾,或少年肾气未充,或更年期肾气渐衰,肾气亏损,藏泄失司,冲任失调,血海蓄溢失常。若当藏不藏则月经先期而至,当泄不泄则月经后期而来,藏泄失司则月经先后无定期。

3.脾虚

素体脾虚,饮食失节,或思虑过度,损伤脾气,脾虚统摄无权及生化不足,冲任气血失调,血海蓄溢失常,遂致经行先后无定期。

本病临证时需注意两脏或多脏同时受累的复杂病机,如肾属水,肝属木,水生木,故肾为母脏,肝为子脏,若肝失疏泄,子盗母气则能使肾封藏失司;若肾虚失于封藏,母病及子,可发展为肝肾同病。肝属木,脾属土,木克土,所以肝脾又为相克关系,肝病克脾土,使脾统摄生化气血功能失常,发展为肝脾同病,如肝脾不和、肝气犯胃等证。亦可见肝、脾、肾同病。若以提前为主,经期延长,伴经量增多可转化为崩中;或伴经量减少,点滴而尽可转化为漏下;部分甚至或因子宫内膜不典型增生发展为癥瘕之恶证;若以延后为主伴经量少者,可向闭经转化,病程日久则成不孕症,或孕后发生胎漏、胎动不安。

三、诊断要点

1.病史

有七情内伤或劳力过度或慢性疾病的病史。

2.症状

月经不按时来潮,周期或提前或错后 7 天以上,可交替出现,但经期、经量正常,连续发生 3 个周期以上者,可有诊断的意义。

3.检查

(1)妇科检查:子宫大小正常或偏小,一般无明显异常。

(2)辅助检查。①B 超检查:反映子宫、卵巢及盆腔情况。②细胞学检查:检查卵巢功能及排除恶性病变。③活组织检查:确定病变的性质,多用于肿瘤的诊断。④内分泌测定:目前可以测定垂体促性腺激素、催乳素及卵巢、甲状腺及肾上腺皮质分泌的激素,临床常用来了解卵巢功能的简易方法有阴道涂片法、宫颈黏液检查法、基础体温监测及子宫内膜活检等。⑤X 线检查:子宫碘油造影可了解子宫内腔情况,有无黏膜下肌瘤或息肉。⑥MRI 检查:垂体平扫＋增强 MRI 可了解有无垂体肿瘤。⑦宫腔镜或腹腔镜检查:观察子宫腔及盆腔器官的病变。⑧酌情做血液系统、肝肾功能的检查,必要时做染色体检查。

可出现卵泡早期促卵泡激素(FSH)分泌相对不足,卵泡发育缓慢,不能按时发育成熟,排卵延后而致经期后期而至;或虽有排卵,但黄体生成素(LH)分泌不多,致使排卵后黄体发育不全,过早衰退,月经提前而至;或者月经周期中不能形成 LH/FSH 高峰,不排卵,月经紊乱,卵巢早衰,单纯大分子催乳素增加,垂体微腺瘤等。

四、辨证论治

月经先后无定期辨证应结合月经的量、色、质及脉证综合分析,以月经周期或长或短(周期紊乱)为临床特点,常伴不孕症。治疗重在平时调整月经周期,针对病情采用疏肝解郁调经,或补脾益气调经,或疏肝补肾调经,调理冲任气血为原则,以调理肝、肾、气血、冲任,肝肾开阖正常,胞宫藏泄有度,冲任调和,则能使月经按期来潮。

1.肾虚型

主要证候:经行或先或后,量少,色黯淡,质清稀,或头晕耳鸣,或腰酸腿软,白天小便频数,足后跟痛,夜尿多,舌淡,苔薄,脉沉细弱。

证候分析:肾气虚弱,封藏失职,开阖不利,冲任失调,血海蓄溢失常,故经行先后无定期;肾虚则髓海不足,故头晕耳鸣;腰为肾之外府,肾主骨,肾虚则腰酸腿软;肾气亏虚,阴阳两虚,阴不足则经血少,阳不足则经色黯淡、质清稀;舌淡苔薄,脉沉细,为肾虚之征。

治疗法则:补肾益精,固冲调经。

方药:固阴煎。

固阴煎:人参、熟地黄、山茱萸、菟丝子、山药、五味子、炙甘草、远志。

原方治阴虚滑泄、带浊淋遗及经水因虚不固等证。方中熟地黄、菟丝子、山茱萸滋肾精,益肾气;人参、山药、炙甘草健脾益气,补后天以养先天而固命门;五味子、远志交通心肾,使心气下通,加强补肾益精、固冲调经之功。

若腰骶酸痛、腰痛如折,酌加杜仲、桑寄生、狗脊,补肾强腰;若经血量多,酌加覆盆子、鹿衔草、仙鹤草,益肾涩精止血;小腹冷痛者,酌加艾叶、乌药、小茴香等温经止痛;带下量多者,酌加鹿角霜、沙苑子、金樱子;小便频数者,酌加益智仁、桑螵蛸、乌药,温肾涩精;形寒肢冷加巴戟天、淫羊藿、仙茅,温肾助阳。

若肝郁肾虚,症见月经先后无定期,经量或多或少,色黯红或黯淡,有血块,平时腰痛膝酸,经前期乳房胀痛,心烦易怒,精神疲惫,舌淡,苔白,脉弦细,治宜补肾疏肝调经,方用定经汤。

定经汤:当归、白芍、熟地黄、柴胡、山药、茯苓、菟丝子、炒荆芥。

方中柴胡、炒荆芥疏肝解郁;当归、白芍养血柔肝调经;熟地黄、菟丝子补肾气、益精血而养冲任;山药、茯苓健脾和中生血。全方疏肝肾之郁气,补肝肾之精血,肝气疏而肾精旺,气血疏泄有度,冲任相资,血海蓄溢正常,月经自无先后不调之虞。

2. 肝郁证

主要证候:经行或先或后,经量或多或少,色黯红或紫红,有血块,或经行不畅,胸胁、乳房、少腹胀痛,时欲太息,嗳气食少,舌质正常或略黯,舌苔薄白或薄黄,脉弦。

证候分析:情志不畅,肝气郁结或郁怒伤肝,气机逆乱,疏泄失常,冲任失司,血海蓄溢无常,故月经周期或先或后,经血或多或少不定;肝气郁滞,经脉不利,血行受阻,故经行不畅,色黯有块;肝经循少腹布胸胁,肝郁气机不利,经脉涩滞,故胸胁、乳房、少腹胀痛;气机不利,故精神郁闷,郁气欲舒,则时欲叹息;肝强侮脾,木郁乘土,肝脾不和,则嗳气食少;气郁化火,故见经色紫红。若气滞,内无寒热,则舌象正常。苔薄黄,脉弦,为肝郁气滞之征。

治疗法则:疏肝解郁,和血调经。

方药:逍遥散加炒香附、枳壳。

逍遥散:柴胡、当归、白芍、白术、茯苓、甘草、薄荷、煨生姜。

原方治妇人血虚,五心烦热,肢体疼痛,头目昏重,心忡颊赤,口燥咽干,发热盗汗,食少嗜卧;血热相搏,月水不调,脐腹作痛,寒热如疟;及室女血弱,荣卫不调,痰嗽潮热,肌体羸瘦,渐成骨蒸;肝郁血虚,而致两胁作痛,寒热往来,头痛目眩,神疲食少,月经不调,乳房作胀,脉弦而虚者。方中柴胡疏肝解郁;当归、白芍养血柔肝;白术、甘草、茯苓健脾养心;生姜烧过,温胃和中之力益专,薄荷少许,助柴胡疏肝郁而生之热。如此配伍既补肝体,又助肝用,肝脾并治,立法全面,用药周到,诸药合用,可收肝脾并治,气血兼顾则经自调。

若经来腹痛,酌加香附、延胡索、川楝子,行气止痛;夹有血块,酌加丹参、泽兰、益母草、川芎,活血行气;有热者,口苦咽干,去煨生姜,加牡丹皮、栀子、黄芩,清肝泄热;脘闷纳呆者,酌加枳壳、厚朴、陈皮以消痞;兼肾虚者,酌加菟丝子、熟地黄、续断,补肾填精。

3. 脾虚型

主要证候:经行或先或后,量多,色淡质稀,神倦乏力,脘腹胀满,纳呆食少,舌淡,苔薄,脉缓。

证候分析:脾虚统摄无权,冲任气血失调,血海蓄溢失常,故致月经先后不定期;脾虚生化气血之源不足,故经色淡红而质稀;脾主四肢、肌肉,脾虚则神倦乏力;脾虚运化失职,故脘腹胀满,纳呆食少。舌淡,苔薄,脉缓,也为脾虚之征。

治疗法则:补脾益气,养血调经。

方药:归脾汤。

归脾汤:白术、人参、黄芪、当归、甘草、茯苓、远志、酸枣仁、木香、龙眼肉、生姜、大枣。方中用黄芪、人参、白术、甘草补气健脾,用龙眼肉、酸枣仁、当归补血养心,茯苓、远志宁心安神,木香行气醒脾,以使本方补不碍胃、补而不滞,少配生姜、大枣以和中调药。有气血双补、心脾同调之妙。

若食少腹胀,酌加麦芽、砂仁、陈皮;月经量多者,去生姜、当归,酌加乌贼骨、棕榈炭。

五、医案精选

李某,女,40岁。

2022年7月5日初诊。主诉:月经周期时提前时推后3个月。13岁月经初潮,月经周期28~30天,5~7天干净,量中,色红,无不适。近2年月经周期紊乱,25~45天一行,以推后为主,5~7天干净,量中,色红,少许小血块,经前期乳房胀痛,无痛经,上上次月经为2022年4月1日,前次月经为2012年5月12日,末次月经为2022年6月6日,5天净,量、色、质可。平素白带正常,食欲、睡眠可,平素情绪可,面部痤疮,经前期明显,二便调,舌红苔黄,中有裂纹,脉弦。

诊断：月经先后不定期，辨证属肝郁肾虚，气滞血瘀。

治法：补肾疏肝，理气活血化瘀。方用定经汤加减。

药用：柴胡 10g，荆芥 10g，熟地黄 10g，菟丝子 15g，当归 10g，白芍 15g，山药 15g，茯苓 10g，桃仁 10g，鸡血藤 18g，川牛膝 10g，牡丹皮 10g，焦栀子 10g，7 剂，水煎服，每天 1 剂。

2022 年 7 月 12 日二诊。服药后末次月经为 2022 年 7 月 6 日，量中，色鲜红，夹少许血块，余无不适。食欲、睡眠可，二便调，面部痤疮减轻，舌淡红，舌根部苔微黄腻，脉弦滑。继予定经汤 14 剂，每天 1 剂，水煎服。

2022 年 7 月 26 日三诊。服药后末次月经为 2022 年 7 月 6 日。舌淡红，苔薄黄，脉弦。继予 7 月 12 日方加紫草 10g，14 剂，每天 1 剂，水煎服。

2022 年 8 月 12 日四诊。服药后末次月经为 2022 年 8 月 2 日，6 天净，量中色红，余无不适。食欲、睡眠可，面部痤疮进一步减轻，二便调，舌红苔白。予 7 月 26 日方加辛夷花 10g，7 剂，隔日 1 剂，水煎服。

2022 年 9 月 7 日五诊。服药后末次月经为 2022 年 9 月 2 日，5 天净，量中，色红，无不适，食欲、睡眠可，二便调。

随访半年，患者月经可按时而来，月经周期为 28～30 天，5～6 天干净。

按：方中柴胡、荆芥疏肝调气，升阳除湿，散肝经之郁结，为本方之要药；菟丝子、熟地黄补益肝肾、填精养血；当归、白芍养血柔肝；山药补脾益肾；茯苓健脾利水；鸡血藤，苦而不燥，温而不烈，性质和缓，既能活血祛瘀，又能补血，为活血调经的常用药；牡丹皮清血中之伏火；焦栀子善清肝热。面部痤疮者，加紫草以清热凉血。诸药合用，疏肝肾之郁气，补肝肾之经血，肝气疏而肾精旺，气血调和，疏泄有度，冲任得养，血海蓄溢正常，则经水自能定期而潮。

第四节　月经过多

一、概述

月经过多又称经水过多，是指月经周期正常，而月经量较正常明显增多，一般认为月经量以 30～50mL 适宜，超过 80mL 为月经过多，属于月经病范畴。

关于月经过多，最早可见于汉代《金匮要略》中"月水来过多"的记载。古时医家将月经时先时后、乍多乍少统称为"月水不调"。如《诸病源候论》中："妇人月水不调……若寒温乖适，经脉则虚，有风冷乘之，邪搏于血，或寒或温，寒则血结，温则血消，故月水乍多乍少，为不调也。"金代刘完素在《素问病机气宜保命集》中首次提出"经水过多"的病名。明代王肯堂认为："经水过多，为虚热，为气虚不能摄血。"清朝傅山著《傅青主女科》，指出："妇人有经水过多，行后复行，面色萎黄，身体倦怠，而困乏愈甚者,人以为血热有余之故,谁知是血虚而不归经乎!"现代中医家王东梅教授认为月经过多责之于气虚、血热、血瘀,临证又以血热更为多见,将其分为实热与虚热进行辨证用药。陈立怀教授将月经过多归为失血性月经病,认为本病多为肝脾肾与气血同病,虚实错杂,临床重在止血调经。王金权教授认为月经过多为瘀血阻滞、血不归经所致,临床将其分为气滞血瘀、因热(阳盛和阴虚)致瘀、气虚血瘀等证型。高月平教授认为月经过多的基本病机为肾虚肝郁、瘀阻冲任,其基本治疗大法为补肾疏肝。

月经过多为西医排卵性功能失调性子宫出血、子宫肌瘤、子宫内膜异位症等疾病及宫内节育器引起的。此外,也可见于全身性疾病如凝血障碍性疾病及其他内分泌疾病所导致的月经过多。现代医学认为月经过多发病机制尚不明确,有研究认为月经过多可能与子宫内膜纤溶亢进有关,子宫内膜纤溶亢进可导致子宫内膜广泛而持续的脱落,出现月经过多。也有研究表明前列腺素参与子宫内膜的修复,调控正常月经周期。使用宫内节育器时因为局部炎症刺激、压迫,导致子宫内膜炎,从而出现月经过多。

二、病因病机

本病的发病机制主要是冲任不固,血不归经。常见病因有气虚、血热、血瘀,且由于病程日久,三者常相互致病,形成由实转虚、虚实错杂之候。

(1)气虚:若先天禀赋不足,或饮食不节,或久病重病,或思虑过多,损伤脾气,导致脾气受损,中气不足,冲任不固,血液失摄,从而月经过多。气血相互依存,日久出现气血具虚,进而累及心脾肾。

(2)血热:素体偏阳盛,或喜辛燥之物,或情绪易怒,肝郁化火,或失血伤阴,阴虚血热,热扰冲任,损伤血络,迫血妄行,致使月经过多。

(3)血瘀:素体多郁,肝郁气滞,气滞血瘀,如《女科指南》所言:"忧思过度则气凝,气凝则血易凝";或血热化瘀,《医林改错》载:"血受热则煎熬成块";或产后余血不尽,感受外邪,瘀血内停;也可因气虚日久,血停致瘀。瘀阻冲任,血不归经,导致月经过多。

三、诊断要点

1.病史

可有精神刺激、饮食失宜、大病久病、经期或产后受邪及房事不禁史,或宫腔手术史(如放置宫内节育器等)。

2.临床表现

月经周期、经期规则,月经量较平常明显增多,或大于80mL,也可能伴有月经先后不定期、经期延长等。

3.检查

(1)妇科检查:排查盆腔器官是否有器质性病变。

(2)辅助检查:内分泌激素测定及子宫内膜活检,可辅助诊断功能失调性子宫出血;妇科彩超检查可排查盆腔是否有器质性病变;宫腔镜检可明确诊断黏膜下肌瘤、子宫内膜息肉等病变;血液学检查可排除血液系统疾病。

四、辨证论治

月经过多的辨证重在月经色、质的变化,结合舌脉、证候,辨其虚(气虚)、实(血热、血瘀)。一般月经量多,颜色淡红,质地清稀,或神疲乏力,为气虚;月经量多,色鲜红,质地黏稠,或口渴烦热,大便秘结,为血热;月经量多,色暗,有血块,或伴有腹痛,舌质紫暗,有瘀斑、瘀点,为血瘀。

本病的治疗应兼顾经期及平时同治,经期重在止血固冲,以减少血量为主;平时注重调经。气虚者益气摄血;血瘀者化瘀止血;血热者清热凉血或滋阴养血。

1.气虚证

主要证候:月经过多,色淡红,质地清稀,神疲乏力,气短懒言,小腹空坠,面色㿠白。舌淡,苔白,脉弱。

证候分析:气虚冲任不固,经血失约,故经行量多,气虚火衰,不能化血为赤,故经色淡红,质地清稀;气虚中阳不振,失于升提,故见神疲乏力,气短懒言,小腹空坠,面色㿠白;舌淡,苔白,脉弱,均为气虚之象。

治法:补气摄血,固冲调经。

方药:举元煎。

举元煎:人参、黄芪、白术、升麻、炙甘草。

方中人参、黄芪、白术、炙甘草补中益气,升麻助黄芪升阳举陷。全方共奏补气升阳、固脱摄血之功。

若正值经期量多,可加藕节炭、艾炭以固涩止血;若夹有血块、腹痛,可加益母草、五灵脂以化瘀止血止痛;若大便清溏、腰骶腹部冷痛,可加补骨脂、艾叶以温阳固肾止血。

2.血热证

主要证候:月经过多,色鲜红,质地黏稠,或口渴烦热,大便秘结。舌红,苔黄,脉滑数。

证候分析:热扰冲任,血海不宁,故经行量多;热邪伤津,热邪扰心,故见口渴烦热,大便秘结。舌红,苔黄,脉滑数均为阳盛热象。

治法:清热凉血,固冲止血。

方药:保阴煎加地榆、茜草、马齿苋。

保阴煎:生地黄、熟地黄、黄芩、黄檗、白芍、山药、续断、甘草。

方中生地黄凉血,熟地黄、白芍养阴,黄芩、黄檗清热,山药、续断补肝肾,甘草调和诸药,加地榆、茜草、马齿苋以清热凉血止血。全方共奏清热凉血、固冲止血之效。

若口干明显,加麦冬、南北沙参以生津止渴;若夹有血块,可加蒲黄、五灵脂以化瘀止血;若倦怠乏力,乃气虚血热,可加黄芪、白术以健脾益气。

3.血瘀证

主要证候:月经过多,色紫暗,有血块,或伴有腹痛。舌质紫暗,有瘀斑、瘀点,脉涩。

证候分析:瘀阻冲任,新血不安,故月经过多;瘀血凝结阻滞,不通则痛,则经血色紫暗,有血块,伴见腹痛;舌质紫暗,有瘀斑、瘀点,脉涩为血瘀之征。

治法:活血化瘀止血。

方药:失笑散加益母草、三七、茜草。

失笑散:蒲黄、五灵脂。

方中蒲黄活血止血,五灵脂化瘀止痛,加三七、益母草、茜草以增强化瘀止血之功,全方共奏活血化瘀止血之效。

若腹痛甚,可加延胡索、没药等以行气止痛;若见热象,可加仙鹤草、藕节、女贞子、旱莲草等以养阴清热。

五、医案精选

蒋某,女,42 岁,已婚。

2022 年 8 月 29 日初诊。主诉:月经量增多 2 个月余。患者既往月经规则,28天一行,5 天净,量中,有血块,无痛经。近半年月经频发,20 天一行,近 2 个月经量较前明显增多,夜间需用安心裤,白日使用 290mm 夜用卫生巾,2 小时 1 片,均可浸透,伴有腰酸。其间未予特殊治疗。末次月经为 2022 年 8 月 21 日。5 天净,色暗红,量多,伴有血块,平素腰酸,时有头晕,无心慌、胸闷等不适。舌质暗,苔白,脉涩,饮食正常,睡眠一般,大小便正常。

孕 3 产 1 流 2,2008 年 5 月行剖宫产手术。2 次流产为数年前计划外妊娠,行人工流产术(具体不详)。

辅助检查:FSH 5.12mIU/mL,LH 3.65mIU/mL,E$_2$ 134.90pg/mL,PRL8.34ng/mL,T 0.198ng/mL,孕酮 0.215ng/mL。血常规:血红蛋白 120g/L。外院彩超:子宫肌瘤(左后壁浆膜下可见 2.4cm×1.8cm×2.0cm 低回声),内膜厚为0.6cm。

西医诊断:异常子宫出血;子宫肌瘤。

中医诊断:月经过多病(血瘀证)。

治法:补肾固冲,活血化瘀。

处理:益肾调经汤加减。

药用:当归 10g,川芎 10g,白芍 15g,熟地黄 15g,杜仲 15g,续断 15g,益母草 15g。共 7 剂,每天 1 剂,煎汤 400mL,早晚饭后温服。

2022 年 9 月 12 日二诊。患者诉服药后腰酸较前好转,仍偶有头晕,睡眠欠佳,多梦,食欲可,二便调。

处理:守上方加远志 10g、酸枣仁 10g,共 7 剂,每天 1 剂,煎汤 400mL,早晚饭后温服。

2022 年 9 月 19 日三诊。患者月经来潮,末次月经为 2022 年 9 月 18 日,今为月经第 2 天,量偏多(较上次经量减少 1/3 左右),伴有小血块,轻微腹胀,无明显痛经,情绪烦躁,易口干,喜冷饮,舌质暗,苔白,脉涩,饮食正常,睡眠较前好转,大小便正常。

处理:失笑散加减。

药用:当归 10g,川芎 10g,蒲黄 10g,五灵脂 10g,益母草 20g,三七 6g,女贞子 12g,墨旱莲 15g,仙鹤草 15g。共 5 剂,每天 1 剂,煎汤 400mL,早晚饭后温服。

2022 年 9 月 28 日四诊。患者诉服上药后,月经 2022 年 9 月 23 日净,口干较前好转,情绪尚平稳,无腰酸,无头晕等不适。食欲、睡眠可,二便调。

处理:守 8 月 29 中药方 14 剂,每天 1 剂,煎汤 400mL,早晚饭后温服。

2022 年 10 月 17 日五诊。患者月经来潮,末次月经为 2022 年 10 月 17 日,今为月经第 1 天,量中,色红,伴小血块,无腹痛,轻微腰酸,情绪平稳。舌质暗红,苔薄黄,脉沉。纳可眠安,二便调。

处理:9 月 19 日方去益母草、三七,加茜草 10g,海螵蛸 30g。共 6 剂,每天 1 剂,煎汤 400mL,早晚饭后温服。

患者治疗后随访半年,月经经量正常,复查彩超示子宫肌瘤未见明显增大。

按:该患者属于肾虚血瘀型月经过多,人流产次过多,后天伤肾,肾虚血停,则气血瘀滞胞宫,日久成癥瘕。瘀阻冲任,血不归经,则月经量多。气血运行不畅,则生血块,时伴腹痛。初诊、二诊时患者月经量多,肾虚明显,方用杜仲、续断以补肾壮腰膝,当归、熟地黄、白芍以养血滋阴,益母草以活血调经,全方共奏补肾固冲之效。三诊时患者经量已减少,仍可见血块,并有口干,考虑为兼有化热征象,方中当归、川芎养血活血,瘀血不去,新血不守,故以失笑散加益母草、三七加强化瘀活血之功,仙鹤草收敛止血,女贞子、墨旱莲养阴清热。五诊时患者正值经期,血块已小,故去益母草、三七,加茜草凉血化瘀止血,海螵蛸加强止血之功。诸药合用,则肾气充足,冲任调和,月经正常。

第五节　经间期出血

一、概述

2次月经中间,即氤氲之时,出现周期性少量阴道出血,称为经间期出血。经间期出血大多出现在月经周期的第 10～16 天,即月经干净后 5～7 天。如出血量很少,仅 1～2 天,或偶尔 1 次,不作病论。如反复经间期出血,持续时间较长,连续3 个月经周期,当及时治疗。《女科证治准绳》较早论述了本病证:"天地生物,必有氤氲之时,万物化生,必有乐育之时……此天然之节候,生化之真机也……凡妇人一月经行一度,必有一日氤氲之候,于一时辰间,气蒸而热,昏而闷,有欲交接不可忍之状,此的候也。"经间期出血、西医学的围排卵期出血,属异常子宫出血的范畴,可参照本病辨证治疗。

二、病因病机

本病的发生与月经周期中的气血阴阳消长转化密切相关。经间期是继经后期由阴转阳、由虚至盛之期。月经的来潮,标志着前一周期的结束,新周期的开始。排泄月经后,血海空虚,阴精不足,随着月经周期演变,阴血渐增。至经间期精血充盛,阴长至重,此时精化为气,阴转为阳,氤氲之状萌发,"的候"到来,这是月经周期中一次重要的转化。若体内阴阳调节功能正常,自可适应此种变化,无特殊证候。若肾阴虚,癸水有所欠实,或湿热内蕴,或瘀阻胞络,当阳气内动时,阴阳转化不协调,阴络易伤,损及冲任,血海固藏失职,血溢于外,酿成经间期出血。

1. 肾阴虚

肾阴偏虚,虚火耗精,精亏血损,于氤氲之时,阳气内动,虚火与阳气相搏,损伤阴络,冲任不固,因而阴道流血。若阴虚日久,耗损阳气,阳气不足,统摄无权,血海不固,以致出血反复发作。

2. 湿热

湿邪乘虚而入,蕴阻于胞络、冲任之间,蕴而生热;或情志不畅,心肝气郁,克伐脾胃,不能化水谷之精微以生精血,反聚而生湿;下趋任带二脉,蕴而生热。在阴虚冲任子宫失养的前提下,湿热得氤氲阳气内动之机,损伤子宫、冲任,故见出血。

3. 血瘀

素体不足,经产留瘀,瘀阻胞络,或七情内伤,气滞冲任,久而成瘀。适值氤氲之时,阳气内动,血瘀与之相搏,损伤血络,故致出血。

三、诊断要点

经间期出血的辨证主要根据出血的量、色、质及全身症状。若出血量少,色鲜红,质黏,属肾阴虚;若出血量稍多或少,赤白相兼,质地黏稠,属湿热;若出血量少,血色暗红或夹小血块,属血瘀。

四、辨证论治

1. 肾阴虚证

主要证候:经间期出血,量少或稍多,色鲜红,质黏,头晕耳鸣,腰膝酸软,五心烦热,便坚尿黄。舌红,苔少,脉细数。

证候分析:经间期氤氲之时,阳气内动,若肾阴偏虚,虚火内生,虚火与阳气相搏,损伤阴络,冲任不固,而发生阴道流血;阴虚阳动,故血色鲜红,五心烦热。腰酸,舌红,苔少,脉细数,均为肾阴虚损之征。

治法:滋身养阴,固冲止血。

方药:两地汤合二至丸。

在肾阴虚的基础上,出现阴虚及阳或阴阳两虚,症见经间期出血量稍多,色淡红,无血块,头晕腰酸,神疲乏力,大便溏薄,尿频,舌质淡红,苔白,脉细。治宜益肾助阳,固摄止血。方用大补元煎加减:人参,山药,熟地黄,杜仲,当归,山茱萸,枸杞,炙甘草。方中人参大补元气为君,气生则血长;甘草、山药补益脾气,助人参以济生化之源;熟地黄、杜仲、枸杞、当归、山茱萸滋肝肾、生精血,补天一之真水,乃补血贵在滋水之意。人参与熟地黄相配,即是景岳之两仪膏,善治精气大耗之证。本方大补真元,益气养血,故景岳称此方"治男妇气血大坏,精神失守危剧等症,此回天赞化,救本培元第一要方"。

2. 湿热证

主要证候:经间期出现少量阴道流血,色深红,质稠,可见白带中夹血,或赤白带下,腰骶酸楚,或下腹时痛,神疲乏力,胸胁满闷,口苦纳呆,小便短赤。舌红,苔黄腻,脉濡或滑数。

证候分析:湿邪阻于冲任、胞络之间,蕴蒸生热,得经间期重阴转阳,阳气内动,引动内蕴之湿热,而扰动冲任血海,影响固藏,而见阴道流血;湿热与血搏结,故血色深红,质稠;湿热搏结,瘀滞不通,则下腹时痛;湿热熏蒸,故口苦纳呆;湿邪阻络,故胸胁满闷。舌红,苔黄腻,脉濡或滑数,均为湿热之象。

治法:清利湿热,固冲止血。

方药:清肝止淋汤去阿胶、红枣,加小蓟、茯苓。

清肝止淋汤:白芍、当归、生地黄、阿胶、牡丹皮、黄檗、牛膝、红枣、香附、黑豆。方中白芍、当归、阿胶、黑豆养血补肝;生地黄、牡丹皮凉血清肝;黄檗、牛膝清利湿热;香附理气调血;加小蓟清热止血,茯苓利水渗湿。配合同用,使血旺而火自抑,火退则赤带自愈。

若出血多,去牛膝,加侧柏叶、荆芥炭以凉血止血;湿盛者,加薏苡仁、苍术以健脾燥湿。

3.血瘀证

主要证候:经间期出血量少或稍多,色暗红或紫黑或有血块,少腹一侧或两侧胀痛或刺痛,拒按,胸闷烦躁。舌质紫或有瘀斑,脉细弦。

证候分析:瘀血阻滞于冲任,经间期阳气内动,与之相搏,脉络损伤,血不循经,故而经间期出血;瘀血内阻,则出血量少或稍多,色暗红或紫黑或有血块;气血阻滞,则少腹一侧或两侧胀痛或刺痛,拒按;瘀血阻络,气机不畅,故胸闷烦躁。舌质紫或有瘀斑,脉细弦,均为血瘀之征。

治法:化瘀止血。

方法:逐淤止血汤。

逐瘀止血汤:生地黄、大黄、赤芍、牡丹皮、当归尾、枳壳、龟甲、桃仁。

方中生地黄、牡丹皮、龟甲养阴化瘀止血;当归尾、赤芍、桃仁、大黄活血祛瘀止血;枳壳行气散结。全方有活血祛瘀、养阴止血之效。

若出血偏多,宜去赤芍、当归,加失笑散;若带下黄稠,夹有湿热,上方加红藤、败酱草、薏苡仁以清热利湿;若大便溏,去生地黄、大黄,加煨木香、炒白术、焦神曲以健脾和胃。

五、医案精选

余某,女,27岁,工人。

2012年6月21日初诊。经间期出血已1年余,伴有月经后期,结婚2年未孕。初潮13岁,量较多,色紫红,有血块,有痛经史,25岁结婚。自结婚后月经日渐错后,周期由40天延至50余天,甚则2个月一行,至少5天方净,并逐渐出现经间期出血,由2~3天逐渐发展为5~7天,曾误认为月经来潮。妇科检查:子宫偏小,余未见异常。基础体温高温相延后,上升呈缓慢状,上升后高温相不稳定。平时有黄白带下,经间期锦丝样带下较少,伴头昏腰酸,夜寐多梦,形体渐丰,舌质偏红,苔黄白腻,中根部较厚,脉弦细。

诊断:月经后期伴经间期出血。

中医辨证:因肝肾阴虚,癸水不足,故重在经后期的论治。

方药:二至丸合归芍地黄汤加减。女贞子10g,旱莲草10g,炒当归、赤白芍、怀山药、干地黄各10g,炒牡丹皮9g,茯苓12g,怀牛膝9g,川续断、菟丝子各12g,败酱草、薏苡仁各15g。至排卵期时服用补肾促排卵汤。经过5个周期经后期及经间排卵期治疗,病有好转,但仍有经间期少量出血,基础体温上升较缓慢。在经后期加强滋阴补肾药物的基础上加入清利湿浊之品，即在经后原方中加入炙鳖甲、肉苁蓉、炒黄檗、碧玉散等，排卵期再服补肾促排卵汤，同时加用复方当归注射液肌肉注射，每天 1 次，每次 3 支，每支 2mL，连用 5 天。如法调治 3 个月经周期后，月经 35 天来潮，经间期出血基本控制，BBT 上升较快。又隔 3 个月受孕，翌年举一男。

第六节　经期延长

一、概述

月经周期基本正常，经期超过 7 天以上，甚或淋漓半个月方净，称为经期延长，亦称月水不断、经事延长等。

《诸病源候论·妇人杂病诸候》即有"月水不断"的记载，指出其病是由劳伤经脉、冲任之气虚损、不能约制经血所致。《校注妇人良方·调经门》认为："或因劳损气血而伤冲任，或因经行而合阴阳，以致外邪客于胞内，滞于血海故也。"指出本病有虚、实之异，治法上主张"调养元气而病邪自去，攻其邪则元气反伤"。《叶氏女科证治·调经》谓："经来十日半月不止乃血热妄行也，当审其妇曾吃椒姜热物过度。"提出用清热补肾、养血调之金狗汤治疗。《女科证治约旨·约候门》认为本病乃因"气虚血热，妄行不摄"。《沈氏女科辑要笺正·淋漓不断》提出本病的转归为"须知淋漓之延久，即是崩漏之先机"。

二、病因病机

本病的发病机制多由气虚冲任不固；或热扰冲任，血海不宁；或湿热蕴结冲任，扰动血海；或瘀阻冲任，血不循经所致。

1. 气虚

素体虚弱，或饮食劳倦、思虑过度伤脾，中气不足，冲任不固，不能制约经血，以致经期延长。

2. 阴虚内热

素体阴虚，或久病伤阴，或多产房劳致阴血亏耗，阴虚内热，热扰冲任，血海不宁，经血妄行，致经期延长。或因阳盛血热，经量多且持续时间长，热随血泄，阴随血伤而渐致虚热者。

3. 湿热蕴结

经期产后，血室正开，失于调摄，或不禁房事，或湿热之邪乘虚而入，湿热蕴结冲任，扰动血海，致经行时间延长。

4. 血瘀

素性抑郁，或恚怒伤肝，气郁血滞；或外邪客于子宫，邪与血相搏成瘀，瘀阻冲任胞宫,血不循经,致经期延长。

三、诊断要点

1.病史

可有饮食不节、劳倦过度、不禁房事及情志失调等病史。

2.症状

月经周期基本正常而经期超过 7 天,甚或半个月方净,或伴有经量增多。

3.检查

(1)妇科检查:多无明显器质性病变。应注意排除宫颈赘生物或其他宫颈占位等引起的经期延长。

(2)辅助检查:基础体温监测、内分泌激素测定、超声检查、子宫内膜病理检查、宫腔镜等有助于诊断。

4.鉴别诊断

本病当与崩漏、癥瘕等相鉴别。本病月经周期基本正常而经期超过 7 天,甚或半个月方净。辅助检查:生殖器官无明显器质性病变;基础体温呈双相,下降缓慢;经期第 5~6 天取子宫内膜可见增生期和分泌期并存。

(1)崩漏:多有月经不调史或不孕史,多发生于青春期和绝经前后,主要表现为子宫不规则出血,周期、经期、经量皆紊乱。辅助检查:生殖器官无明显器质性病变;基础体温呈单相。

(2)癥瘕:月经量多,病程长,药物效果不佳。辅助检查:超声、宫腔镜检查有助于发现子宫内膜息肉、黏膜下肌瘤、子宫腺肌病等。

四、辨证论治

1.辨证要点

经期延长的辨证重在月经期、量、色、质的变化,并结合全身证候及舌脉,辨其虚、热、瘀。一般而言,经期延长,伴量多、色淡、质稀,或兼有倦怠乏力、气短懒言等,属气虚;伴量少、色鲜红、质稠,或兼有潮热颧红、手足心热等,属阴虚血热;伴量不多,或色暗、质黏稠,或兼有带下量多、色赤白或黄等,属湿热蕴结;伴量或多或少,经色紫暗,有块,或兼有经行下腹疼痛、拒按等,属血瘀。

2.治疗原则

本病的治疗原则重在调经止血,缩短经期。

3.分型论治

(1)气虚证。

主要证候：经血过期不净，量多，色淡，质稀，倦怠乏力，气短懒言，小腹空坠，面色㿠白。舌淡，苔薄，脉缓弱。

证候分析：气虚冲任不固，经血失于制约，故经行过期不净，量多；气虚火衰不能化血为赤，故经色淡，质稀；中气不足，阳气不布，故倦怠乏力，气短懒言，小腹空坠，面色㿠白。舌淡，苔薄，脉缓弱，均为气虚之征。

治法：补气摄血，固冲调经。

方药：举元煎加阿胶、艾叶、乌贼骨。

举元煎主治气虚下陷、血崩血脱、亡阳垂危等证。方中举元煎补气升提摄血；阿胶养血止血；艾叶暖宫止血；乌贼骨固冲止血。全方共奏补气升提、固冲止血之效。

若脾肾同病，兼见腰膝酸痛、头晕耳鸣，酌加桑寄生、续断、补骨脂、覆盆子以补肾益精，固肾止血；兼见食少纳呆，加砂仁、陈皮以醒脾和胃。

(2)阴虚血热证。

主要证候：经期时间延长，量少，色鲜红，质稠，咽干口燥，或见潮热颧红，或手足心热。舌红，苔少，脉细数。

证候分析：阴虚内热，热扰冲任，冲任不固，经血失约，故经行时间延长；阴虚血少，血为热灼，故经量少，经色鲜红，质稠；虚火灼津，津液不能上乘则咽干口燥。潮热颧红，手足心热，舌红，苔少，脉细数均为阴虚内热之象。

治法：养阴清热，凉血调经。

方药：两地汤合二至丸。

二至丸：女贞子、旱莲草。

二至丸原用于补腰膝，壮筋骨，滋肾阴，乌髭发。方中两地汤滋阴壮水以平抑虚火；二至丸滋养肝肾而止血。全方共奏滋阴清热、止血调经之效。

若伴倦怠乏力、气短懒言，乃气阴两虚，酌加党参、黄芪、山茱萸，气阴双补以止血；咽干口渴，加麦冬、石斛，养阴生津。

(3)湿热蕴结证。

主要证候：经行时间延长，量不多，或色暗，质黏稠，或带下量多，色赤白或黄，或下腹热痛。舌红，苔黄腻，脉滑数。

证候分析：湿热之邪蕴结冲任，扰动血海，血海不宁，故经行延长；血为热灼，则经色暗，又夹有湿邪，故质黏稠；湿热下注，伤及带脉，则带下量多，色赤白或黄；湿热搏结，瘀滞不通，则下腹热痛。舌红，苔黄腻，脉滑数，为湿热蕴结冲任之征。

治法：清热祛湿，止血调经。

方药：固经丸加败酱草、鱼腥草。

固经丸：龟甲、白芍、黄芩、椿根皮、黄檗、香附。

方中黄芩、黄檗、椿根皮清热燥湿，固经；龟甲滋阴清热，以防苦寒伤阴化燥；白芍养阴敛血;香附行气和血化瘀;加败酱草、鱼腥草以加强清热祛湿之功。诸药相合,共奏清热祛湿、止血调经之效。如带下量多,加车前子、薏苡仁,清热利湿;如下腹热痛,加忍冬藤、红藤、蒲黄、五灵脂,清热活血止痛。

（4）血瘀证。

主要证候:经行时间延长,量或多或少,经色紫暗,有块,经行时下腹疼痛,拒按。舌质紫暗或有瘀点,脉弦涩。

证候分析:瘀血阻于冲任,新血不得归经,故经行时间延长,量或多或少;瘀阻冲任,气血运行不畅,不通则痛,故经行时小腹疼痛,拒按,经色紫暗,有块。舌质紫暗或有瘀点,脉弦涩,亦为血瘀之征。

治法:活血祛瘀,理冲止血。

方药:桃红四物汤合失笑散。

若兼见口渴心烦、大便干结、舌暗红、苔薄黄,为瘀热之征,酌加生地黄、黄芩、益母草以清热化瘀止血;小腹冷痛,加炮姜、小茴香,温经化瘀。

4. 临证要点

经期延长表现为月经周期正常而经期超过 7 天,甚或半个月方净,常可伴月经过多。临床上需与崩漏、癥瘕鉴别。如诊为盆腔炎、子宫内膜炎、子宫内膜息肉、黏膜下肌瘤或宫内节育器位置下移等,多属中医带下病、癥瘕范畴,应对上述各病进行针对性治疗。经期延长责之于气虚、阴虚、湿热、瘀血,引起血海不宁,冲任不固,胞宫失于封藏。如出血日久,或邪热内盛,或瘀阻冲任日久,月经过多,持续半月不净,有发展为崩漏的趋势,当积极防治。

5. 预后与转归

本病治疗得当,预后一般尚好。然而经期持续时间长,对生活造成不便,甚至影响受孕或发生自然流产。若合并月经过多,或持续半个月不净,有转为崩漏之势,应予以重视。

五、医案精选

患者,女,35 岁,未婚。

2021 年 5 月 28 日初诊。主诉:经期延长 1 年余。行经 7~11 天,周期 28~30天。末次月经为 2021 年 5 月 20 日。月经初潮年龄为 13 岁,既往月经周期尚规律,经期 5~6 天。1 年余前无明显诱因下出现经期延长,量中,色鲜红,夹血块,无痛经,行经前腰酸。现阴道仍有少量流血,色鲜红,无腰痛等不适,面部色斑,食欲、睡眠可,小便正常,大便稍黏,舌质淡红,苔少,脉细数。2017 年因卵巢巧克力囊肿在外院手术治疗,2019 年检查发现子宫肌瘤。

2021 年 1 月 11 日于外院行辅助检查。性激素六项:FSH 3.3mIU/mL,LH3.06mIU/mL,PRL 17.02ng/mL,PROG 1.54ng/mL,TESTO 0.34ng/mL,E_2

40.77pg/mL。AMH 1.92ng/mL。甲状腺功能五项未见明显异常。

中医诊断:经期延长,阴虚血热兼气虚血瘀证。

治法:滋阴清热,益气活血。

处方:生脉散合两地汤加减。

药物:仙鹤草 10g,旱莲草 10g,夏枯草 10g,太子参 10g,麦冬 10g,五味子 5g,生地黄 10g,地骨皮 10g,玄参 10g,阿胶 10g,白芍 10g,三七 10g。15 剂,每天 1 剂,分早晚 2 次温服。

2021 年 6 月 18 日二诊。诉初诊服药 1 天后经净。现为月经第 1 天,量中,色红,无痛经,无腰酸,面部色斑,食欲、睡眠可,小便正常,大便黏。舌质暗红,苔腻,边有齿痕,脉滑。

治法:活血祛瘀,止血调经。

处方:失笑散合四物汤加减。

药物:仙鹤草 10g,旱莲草 10g,夏枯草 10g,五灵脂 10g,蒲黄炭 10g,三七 10g,当归 10g,川芎 10 g,赤芍 10g,牛膝 10g,益母草 10g。10 剂,每天 1 剂,分早晚 2 次温服。

患者服药后经行 7 天干净,再次行经 6 天干净,随访 3 个月未见复发。

按:患者以经期延长为主诉,周期基本正常,属于中医经期延长病范畴,临床上不仅可见阴道少量流血、经色鲜红、腰酸等虚性症状,还可见血块、大便黏、舌质暗红、苔腻等实性征象,参合脉象,辨证为阴虚血热兼夹气虚血瘀,治以滋阴清热、益气活血。初诊方选生脉散合两地汤加减,生脉散善治热伤元气、气阴两伤之证。原方中人参性味甘温,该患者阴虚火旺,遂以太子参代替,因其作用平和,以图清补之效。两地汤补肾水,使火自消,以治经水先期,《素问》谓:"水火者,阴阳之征兆也。"故水火既济,则阴平阳秘。有人在生脉散、两地汤基础上加由旱莲草、夏枯草、仙鹤草三味药物组成的角药,此三者均入心、肝、肾三脏,养阴清热,专治经期延长。三七具有活血、止血双重功效,配伍三七以活血祛瘀、助生新血。全方补气活血与滋阴清热并用,使血止而不会留存瘀阻之弊,瘀血去而血止。

二诊为月经期的第 1 天,根据患者症状及舌脉,考虑湿瘀并存,结合行经期特点,治宜因势利导,使经畅瘀去湿除,治以活血祛瘀、止血调经为主,方选失笑散合四物汤加减,方中旱莲草、夏枯草、仙鹤草可增强止血之效;四物汤去熟地黄,以赤芍代替白芍,当归、川芎、赤芍组成角药,可达补血、活血、祛瘀之效;加牛膝、益母草、三七以加强活血祛瘀止血之功。经期重在活血祛瘀,使血行通畅,瘀血去而血止。有形之血不能速生,非行经期出血重在补气摄血,在此基础上审证求因以治本。

参 考 文 献

[1]FRASER S, CRITCHLEY H-O, BRODER M, et al. The FIGO recommendations on terminologies and definitions for normal and abnormal uterine bleeding[J]. Semin Reprod Med, 2011, 29(5):383-390.

[2]MARNACH M L, LAUGHLINTOMMASO S K. Evaluation and management of abnormal uterine bleeding[J]. Mayo Clin Proc, 2019, 94 (2): 326-335.

[3] CLARK T. J, STEVENSON H. Endometrial polyps and abnormal uterine bleeding (AUBP):what is the relationship, how are they diagnosed and how are they treated? [J]. Best Pract Res Clin Obstet Gynaecol,2017,40:89-104.

[4] MUNRO M G, CRITCHLEY H O D, FRASER I S, et al. The two FIGO systems for normal and abnormal uterine bleeding symptoms and classification of causes of abnormal uterine bleeding in the reproductive years: 2018 revisions[J]. Int J Gynaecol Obstet, 2018,143(3):393-408.

[5]WEISS G, MASEELALL P, SCHOTT L L, et al. Adenomyosis a variant, not a disease? Evidence from hysterectomized menopausal women in the Study of Women's Health Across the Nation (SWAN) [J]. Fertil Steril,2009,91 (1):201-206.

[6]LORING M, CHEN T Y, ISAACSON K B. A systematic review of adenomyosis:it is time to reassess what we thought we knew about the disease[J]. J Minim Invasive Gynecol, 2021, 28(3):644-655.

[7] CHEN L M, BLANK S V, BURTON E, et al. Reproductive and hormonal considerations in women at increased risk for hereditary gynecologic cancers:Society of Gynecologic Oncology and American Society for reproductive medicine evidence based review[J]. Fertil Steril,2019,112(6):1034-1042.

[8]LU K H, BROADDUS R R. Endometrial cancer[J]. N Engl J Med, 2020,383(21):2053-2064.

[9] SHANKAR M, LEE C A, SABIN C A, et al. Von Willebrand disease in women with menorrhagia: a systematic review[J]. BJOG, 2004, 111 (7): 734-740.

[10] KOUIDES P A, CONARD J, PEYVANDI F, et al. Hemostasis and menstruation:appropriate investigation for underlying disorders of hemostasis in women with excessive menstrual bleeding[J]. Fertil Steril, 2005, 84 (5): 1345-1351.

[11]GLEESON N C. Cyclic changes in endometrial tissue plasminogen activator and plasminogen activator inhibitor type 1 in women with normal menstruation and essential menorrhagia[J]. Am J Obstet Gynecol,1994,171(1):178-183.

[12]MUNRO M G, CRITCHLEY H O, FRASER I S, et al. The FIGO classification of causes of abnormal uterine bleeding in the reproductive years[J]. Fertil Steril,2011,95(7):2204-2208.

[13]HEATLEY M K. The association between clinical and pathological features in histologically identified chronic endometritis[J]. J Obstet Gynaecol, 2004,24(7):801-803.

[14] MORENO I, CICINELLI E, GARCIAGRAU I, et al. The diagnosis of chronic endometritis in infertile asymptomatic women:a comparative study of histology, microbial cultures,hysteroscopy, and molecular microbiology[J]. Am J Obstet Gynecol,2018,218(6):602.

[15] GARDNER F J, KONJE J C, BELL S C, et al. Prevention of tamoxifen induced endometrial polyps using a levonorgestrel releasing intrauterine system longterm follow-up of a randomized control trial[J]. Gynecol Oncol,2009,114(3):452-456.

[16] SINGH N, TRIPATHI R, MALA Y. M, et al. Varied presentation of uterine arteriovenous malformations and their management by uterine artery embolisation[J]. J Obstet Gynaecol,2014,34(1):104-106.

[17] STEINGOLD K A, LAUFER L,CHETKOWSKI R. J,et al. Treatment of hot flashes with transdermal estradiol administration[J]. J Clin Endocrinol Metab,1985,61:627-632.

[18]LOPES P,ROZENBERG S,DE GRAAF J,et al. Aerodiol versus the transdermal route: perspectives for patient preference[J]. Maturitas, 2001, 38 (Suppl 1):S31-S39.

[19]MATTSSON L A. Safety and tolerability of pulsed estrogen therapy: key factors for an improved compliance[J]. Climacteric,2002,5(Suppl 2):40-45.

[20] FINE E,LEVIN H M,MCCONNELL E L. Masculinization of female infants associated with norethindrone acetate[J]. Obstet Gynecol, 1963, 22: 210-213.

[21]WILKINS L. Masculinization of female fetus due to use of orally given progestins[J]. JAMA,1969,172:1028-1032.

[22]KUHL H. Pharmacology of progestogens. Basic aspects-progesterone derivatives[J]. Menopause Rev,2001,6:9-16.

[23]SLAYDEN O D,BRENNER R M. Hormonal regulation and localization of estrogen,progestin and androgen receptors in the endometrium of nonhurman primates: effects of progesterone receptor antagonists[J]. Arch Histol Cytol,2004,67:393-409.

[24]MOTE P A,BALLEINE R. L,MCGOWAN E M. et al. Heterogeneity of progesterone receptors A and B expression in human endometrial glands and stroma[J]. Hum Reprod,2000,15(Suppl 3):48-56.

[25]NARKAR M,KHOLKUTE S,CHITLANGE S,et al. Expression of steroid hormone receptors,proliferation and apoptotic markers in primate endo-metrium[J]. Mol Cell Endocrinol,2006,246:107-113.

[26]CLINE J M,SODERQVIST G,VON SCHOULTZ E. et al. Effects of hormone replacement therapy on the mammary gland of surgically postmenopausal cynomolgus macaques[J]. Am JObstet Gynecol, 1996, 174:93-100.

[27]CHENG Y H,IMIR A,SUZUKI T,et al. SPI and SP3 mediate proges-terone-dependent induction of the 17-betahydroxysteroid dehydrogenase type 2 gene in human endometrium[J]. Biol Reprod,2006,75:606-614.

[28]YANG S, FANG Z,GURATES B,et al. Stromal PRs mediate induction of 17beta hydroxysteroid dehydrogenase type 2 expression in human endometrial epithelium:a paracrine mechanism for inactivation of E2[J]. MolEndocrinol,2001,15:2093-2105.

[29]复方口服避孕药临床应用中国专家共识专家组. 复方口服避孕药临床应用中国专家共识[J]. 中华妇产科杂志,2015,50(02):81-91.

[30]CRONINM,SCHELLSCHMIDTI,DINGERJ. Rate of pregnancy after u-sing drospirenone and other progestin-containing oral contraceptives[J]. Obstet Gynecol,2009,114(3):616-622.

[31]HARLAPS,SHIONOPH,RAMCHARANS,et al. Chromosomal abnor-malities in the Kaiser Permanente birth defects study,with special reference to contraceptive use around the time of conception[J]. Teratology,1985,31(3):381-387.

[32]WALLER D K,GALLAWAY M S,TAYLOR L G,et al. Use of oral

contraceptives in pregnancy and major structural birth defects in offspring[J]. Epidemiology,2010,21(2):232-239.

[33]彭舟丽,阮祥燕.复方口服避孕药与盆腔炎和异位妊娠[J].实用妇产科杂志,2004,20(6):326-327.

[34]孙春玲,袁桂兰,章颖.口服雌激素、孕激素、避孕药治疗青春期功能性子宫出血的效果[J].中国妇幼保健,2011,26(16):2551-2553.

[35]蔡琼.优思明治疗功能性子宫出血的临床观察[J].中国医药科学,2012,2(16):76-79.

[36]WILKINSON J P,KADIR R A. Management of abnormal uterine bleeding in adolescents[J]. J Pediatr Adolesc Gynecol,2010,23(6Suppl):S22-S30.

[37]NICHOLS W L,HULTIN M B,JAMES A H,et al. Von Willebrand disease(VWD):evidence-based diagnosis and management guidelines,the National Heart,Lung,and Blood Institute(NHLBI) expert panel report(USA)[J]. Haemophilia,2008,14(2):171-232.

[38]黎燕玲.短期口服避孕药防治放环后不规则阴道出血的效果[J].华夏医学,2013,26(4):677-679.

[39]曹泽毅.中华妇产科学[M].2版.北京:人民卫生出版社,2004.

[40]SABBAH R,DESAULNIERS G. Use of the NovaSure Impedance Controlled Endometrial Ablation System in patients with intracavitary disease:12-month follow-up results of a prospective,single-arm clinical study[J]. J Minim Invasive Gynecol,2006,13(5):467-471.

[41]EL NASHAR SA,HOPKINS MR,BARNES SA,et al. Health-related quality of life and patient satisfaction after global endometrial ablation for menorrhagia in women with bleeding disorders:a follow-up survey and systematic review[J]. Am J Obstet Gynecol,2010,202(4):348.

[42]孙小丽,曾俐琴,张华明,等.诺舒阻抗控制系统治疗月经过多的临床研究[J].中华妇产科杂志,2013,48(1):55-57.

[43]KHAN Z,EI NASHAR SA,HOPKINS MR,et al. Efficacy and safety of global endometrial ablation after cesarean delivery:a cohort study[J]. Am J Obstet Gynecol,2011,205(5):450.

[44]GIMPELSON RJ. Ten-year literature review of global endometrial ablation with the NovaSure device[J]. Int J Womens Health,2014,6:269-280.

[45]田秦杰,黄禾.异常子宫出血的定义、命名、分类与诊断[J].实用妇产科杂志,2016,32(12):881-883.

[46]梅琳,金丽.子宫异常出血病因及治疗新进展[J].解放军医药杂志,2016,

28(08):113-116.

[47]TIMMERMANS A,GERRITSE M B,OPMEER B C,et al. Diagnostic accuracy of endometrial thickness to exclude polyps in women with postmenopausa I bleeding[J]. J Clin Ultrasound,2008,(36):286-290.

[48]TAYLOR L J,JACKSON T L,RELD J G,et al. The differential expression of oestrogen receptors,progesterone receptors,Bcl-2 and Ki67 in endometrial polyps[J]. BJOG,2003,110(09):794-798.

[49]PENG X,LI T,XIA E,et al. A comparison of oestrogen receptor and progesterone receptor expression in endometrial polyps and endometrium of premenopausal women[J]. J Obstet Gynaecol,2009,29(04):340-346.

[50]MAIA H J,MALTEZ A,STUDART E,et al. Ki-67,Bcl-2 and p53 expression in endometrial polyps and in the normal endometrium during the menstrua I cycle[J]. BJOG,2004,111(11):1242-1247.

[51]GERBER B,KRAUSE A,MULLER H,et al. Effects of adjuvant tamoxifen on the endometrium in postmenopausal women with breast cancer:a prospective long-term study using transvaginal ultrasound[J]. J Clin Oncol,2000,18(20):3464-3470.

[52]叶永生.宫腔镜电切手术对子宫内膜息肉导致的异常子宫出血的疗效[J].江苏医药,2013,39(23):2909-2910.

[53]曹华斌,涂灵,子宫内膜息肉性状与不孕症关系的研究[J].重庆医学,2012,41(32):3422-3423.

[54]易金玲,史松,赵蕾,等.孕三烯酮联合手术防治子宫内膜息肉的疗效[J].中国临床药理学杂志,2012,28(9):643-645.

[55]冯敏锋,董晶.分析TCRP用于子宫内膜息肉致异常子宫出血患者治疗中的临床研究[J].数理医药学杂志,2016,29(07):1000-1001.

[56]王金凤,朱雪莲,侯敬丽,等.中医妇科外治法的应用与展望[J].光明中医,2009,24(7):1400-1401.

[57]子宫肌瘤的诊治中国专家共识专家组.子宫肌瘤的诊治中国专家共识[J]中华妇产科杂志,2017,52(12):793-800.

[58]EMONS G,BECKMANN M. W,SCHMIDT D,et al. New WHO classification of endometrial hyperplasias[J]. Geburtshilfe Frauenheilkd,2015,75(2):135-136.

[59]AUCLAIR M H,YONG P J,SALVADOR S,et al. Guideline No. 390-classification and management of endometrial hyperplasia[J]. Journal of obstetrics and gynaecology Canada,2019,41(12):1789-1800.

[60]SHAMSHIRSAZ A A, WITHIAM LEITCH M, ODUNSI K, et al. Young patients with endometrial carcinama selected for conservative treatment:a need for vigilance for synchronous ovarian carcinomas, case report and literature review[J]. Gynecol Oncol 2007,104:757-760.

[61]贺丰杰,王嘉慧,李小宁. 证候应证结构趋势在子宫内膜癌前病变 EH 研究中的意义[J].陕西中医,2012,33(4):459-461.

[62]许文学,杨建宇,李杨,等. 中医治疗癌前病变专题讲座(十六):子宫内膜不典型增生[J].中国中医药现代远程教育,2012,10(18):84-85.

[63]江琪,王国玮."治未病"思想在恶性肿瘤防治中的应用[J].北京中医药, 2011,30(2):123-124.

[64]陆美秋,赵旸,杨欣. 全身凝血相关疾病所致异常子宫出血的诊治进展[J].中国妇产科临床杂志,2019,20(2):190-192.

[65]郑璐,李权.凝血相关疾病所致异常子宫出血的治疗进展[J].海南医学, 2019,30(3):380-383.

[66]ANNABELLE B,MARTHA H. Abnormal uterine bleeding: managing endometrial dysfunction and leiomyomas[J]. Med J Australia,2018,208(2): 90-95.

[67] KISELI M,KAYIKCIOGLU F,EVLIYAOGLU O,et al. Comparison of therapeutic efficacies of norethisterone, tranexamic acid and levonorgestrel-releasing intrauterine system for the treat ment of heavy menstrual bleeding:a randomized controlled study[J]. Gynecol Obstet Invest,2016,81(5):447-453.

[68]MUNRO M G, CRITCHLEY H O, BRODER M S, et al. FIGO classification system (PALM-COEIN) for causes of abnormal uterine bleeding in nongravid women of reproductive age[J]. Int J Gynaecol Obstet, 2011,113(1):3-13.

[69]MUNRO M G, CRITCHLEY H, FRASER I S. Research and clinical management for women with abnormal uterine bleeding in the reproductive years:more than PALM—COEIN[J]. BJOG, 2017,124(2):185-189.

[70]FRASER I S, CRITCHLEY H O, MUNRO M G, et al. A process designed to lead to international agreement on terminologies and definitions used to describe abnormalities of menstrual bleeding[J]. Fertil Steril, 2007,87(3): 466-476.

[71]QIU J, CHENG J, WANG Q, et al. Levonorgestrel-releasing intrauterine system versus medical therapy for menorrhagia:a systematic review and meta-analysis[J]. Med Sci Monit, 2014,20:1700-1713.

[72] EDLUND M, BLOMBÄCK M, HE S. On the correlation between

local fibrinolytic activity in menstrual fluid and total blood loss during menstruation and effects of desmopressin[J]. Blood Coagul Fibrinolysis, 2003, 14(6): 593-598.

[73]SINGH N, TRIPATHI R, MALA Y M, et al. Varied presentation of uterine arteriovenous malformations and their management by uterine artery embolisation[J]. J Obstet Gynaecol, 2014, 34(1): 104-106.

[74]TOWER A M, FRISHMAN G N. Cesarean sear defects: an underrecognized cause of abnormal uterine bleeding and other gynecologic complications [J]. J Minim Invasive Gynecol, 2013, 20(5): 562-572.

[75]杨冬梅, 夏阳. 定经汤加减治疗月经先后不定期 36 例[J]. 新中医, 2008, 407(04): 84-85.

[76]张玉珍. 中医妇科学[M]. 北京: 中国中医药出版社, 2008.

[77]伊红霞, 王东梅. 王东梅教授治疗月经过多医案 1 则[J]. 世界最新医学信息文摘, 2018, 18(72): 257-258.

[78]陈立怀. 辨证治疗失血性月经病[J]. 长春中医药大学学报, 2011, 27(04): 650.

[79]成海红, 王金权. 王金权教授从瘀论治月经过多经验拾菁[J]. 光明中医, 2020, 35(19): 3005-3007.

[80]张燕, 高月平. 高月平治疗月经过多经验采撷[J]. 中华中医药杂志, 2020, 35(06): 2917-2919.

[81]赵江红, 何荣霞, 别雅春. 前列腺素在功能失调性子宫出血中作用机制的研究进展[J]. 医学综述, 2013, 19(05): 792-794.

[82]赖爱鸾, 夏恩兰. 月经过多的病因与治疗进展[J]. 中国妇幼保健, 2009, 24(33): 4765-4767.